久坐久站 小心肺栓塞

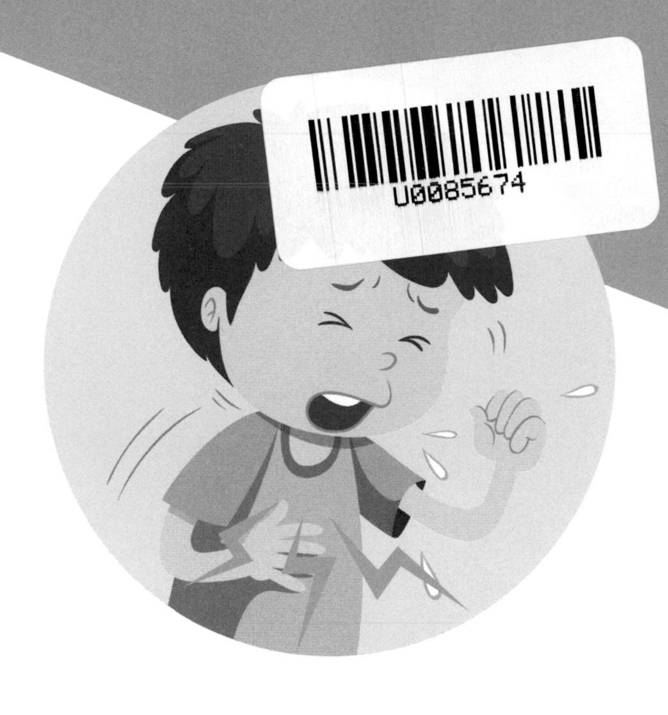

楊興生、孫靜平◎編著

目錄

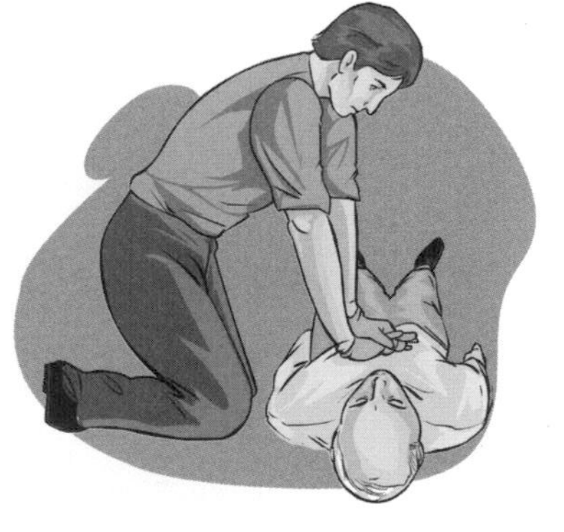

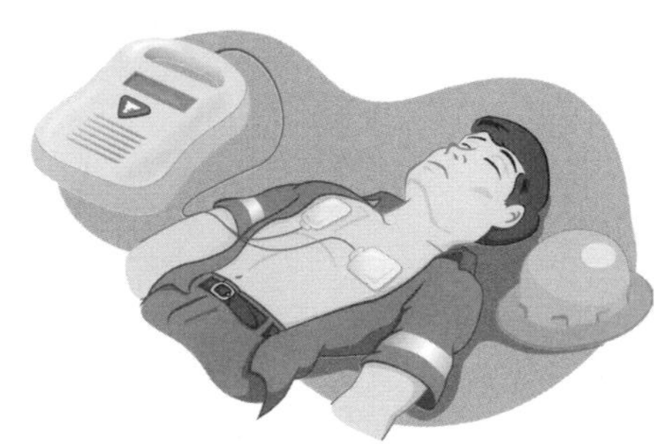

第三章 肺梗塞能治好嗎？ 37

第四章 舒活健身操 45

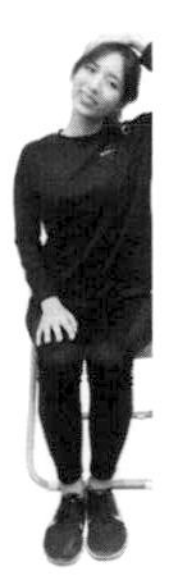
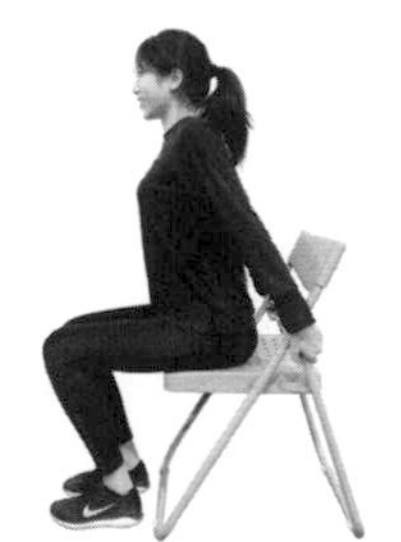
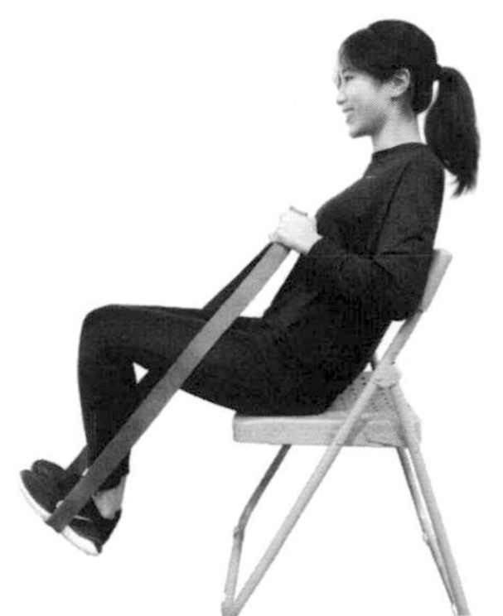

目錄

第五章 要走路，不要跑步 59

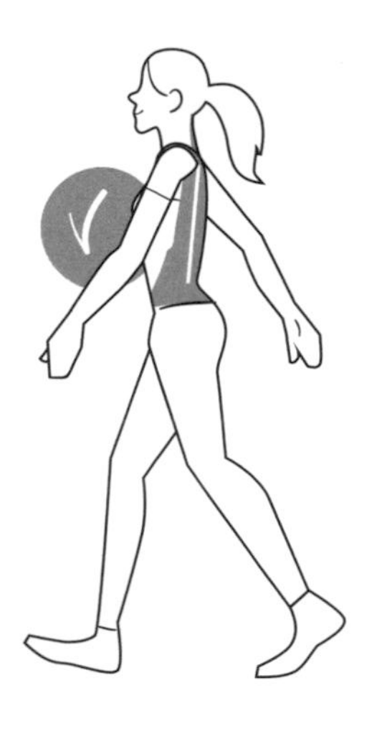

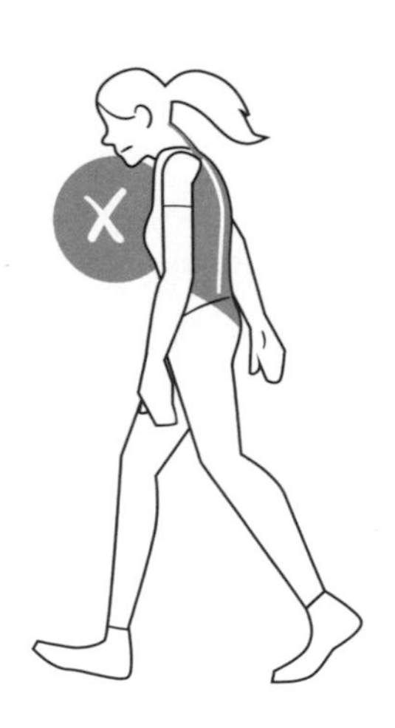

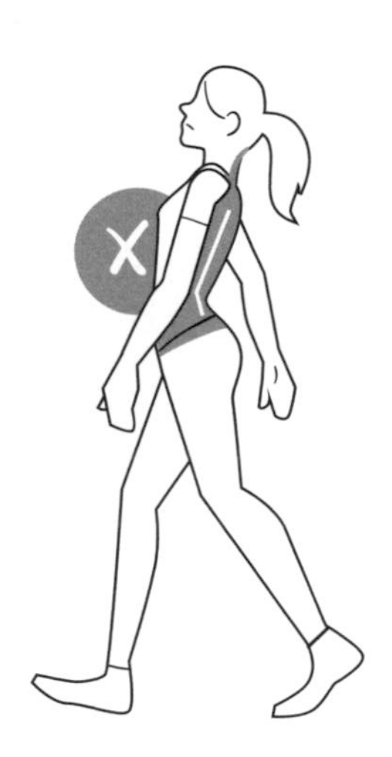

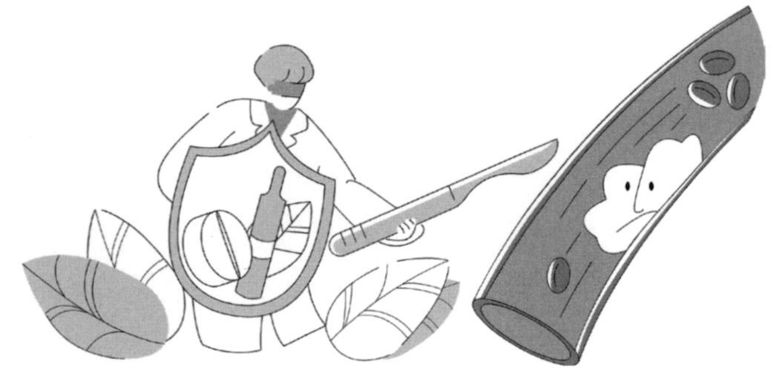

前言

在這資訊化、網路化、智慧化的時代，一切都要求快速、提速和高效，日夜奔忙於工作的白領階層，坐在電腦前，手操滑鼠，不停地看著電腦螢幕，以達到他所需要的目的；沉迷於遊戲的青少年，坐在電腦前目不轉睛地盯著螢幕，以獲得心滿意足的歡樂；喜愛麻將、撲克牌的中老年人，四人一團，經常玩到深更半夜，甚至於通宵達旦；老年人因病，尤其是不幸骨折而長時間臥床不起等，這些人群由於下肢長時間不能或沒有活動，都易引起下肢深靜脈血栓形成，如不即時妥善處理，就有可能發生肺栓塞，嚴重者甚至會導致心源性猝死，這類案例在臨床工作中屢見不鮮。

為了讓各類高風險族群的人們知道長時間不活動下肢會導致的嚴重後果，特編著了這本圖文並茂的科普讀物，供廣大讀者知道長時間不活動下肢會引起深靜脈血栓的原因、預防方法，及堅持每天走路鍛鍊對防治肺栓塞的重要性。

只要下肢不活動4小時，就可能有深靜脈血栓形成的風險，堅持每天健身行走，就能強身健體，防治肺栓塞，且延年益壽。

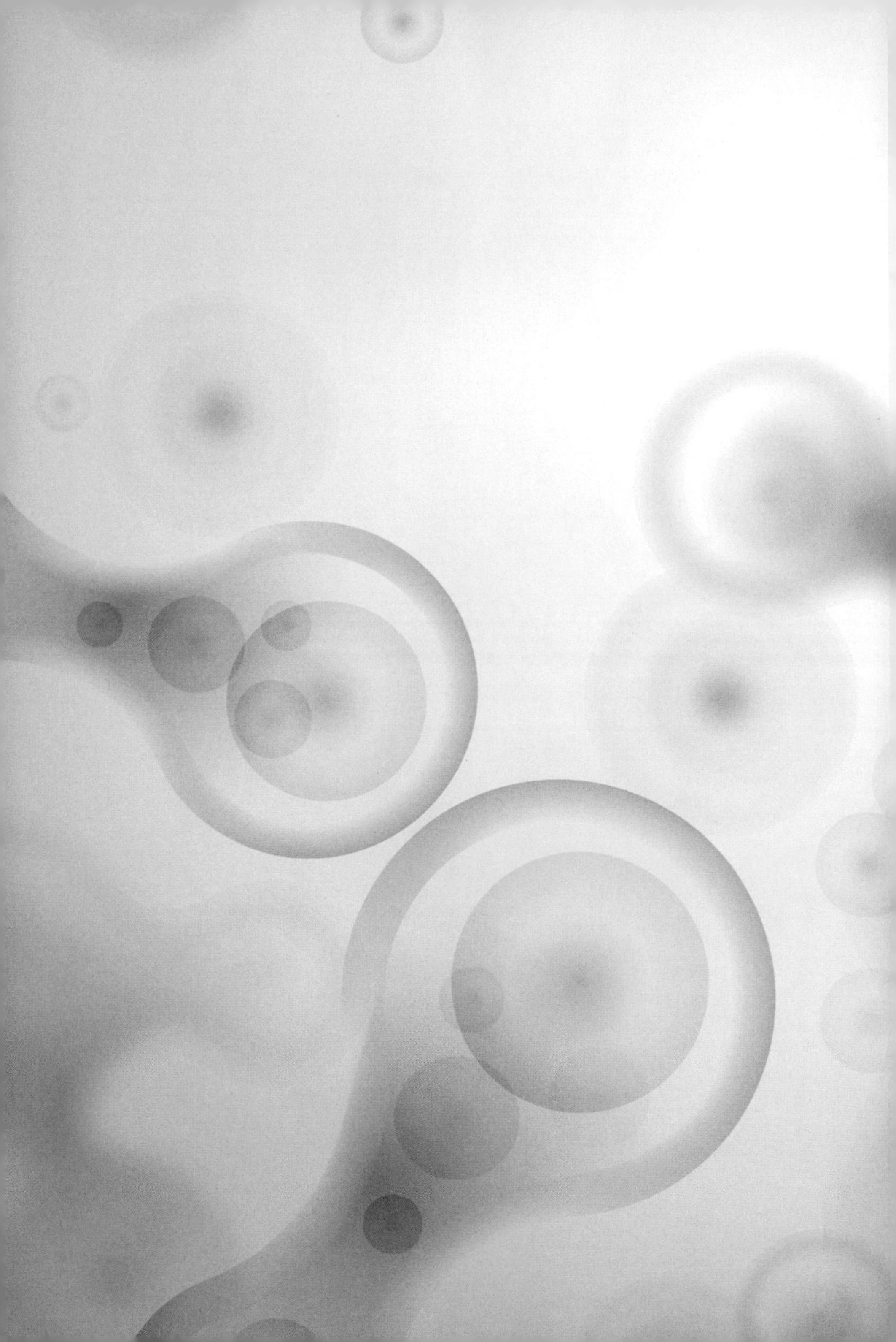

第一章

易發生肺梗塞導致猝死的人群

1 長期臥床的病人

案例一：久病臥床發生肺梗塞導致猝死

1985年2、3月份的某天中午，我剛從醫院辦公室回家，端著飯碗準備吃飯，醫院呼叫系統喇叭大聲呼叫著我：「楊主任，趕快到老南樓一層去搶救病人」，我知道這是搶救病人生命的呼叫，於是將飯碗一放，拔腿就往老南樓病房跑，等我跑到病房進入患者的病室時，負責管理和治療的醫生和在班的護士已經將病人搬到地板上，正在進行胸外按壓的心肺復甦術，經過各種措施，想方設法的搶救治療，病人終因肺栓塞導致的心源性猝死，未能搶救回生命。

患者為59歲男性，因下肢多發性骨折住院，絕對臥床休息一個多星期，發病日突然發生遽然胸痛、氣短、呼吸困難、煩躁不安，醫院隨即幫他做了心電圖和急症床旁胸片檢查，診斷為肺梗塞，患者很快進入休克狀態，心臟停搏、呼吸停止，事後屍檢證實為肺梗塞。

案例二：因病術後臥床數日，起床如廁時突然發生肺梗塞導致猝死

患者為60歲女性，肺科醫生，因久咳做胸部X光片檢查，胸片顯示左肺尖有一個小團狀陰影，疑似是結核，但不能排除腫瘤的可能，經再三考慮，患者決定手術切除。開胸手術經過順利，術後絕對臥床休息3天，第4天病人下床如廁時突然發生劇烈胸痛，呼吸困難倒地，經搶救無效身亡，後經檢查，證實為肺梗塞導致的心源性猝死。

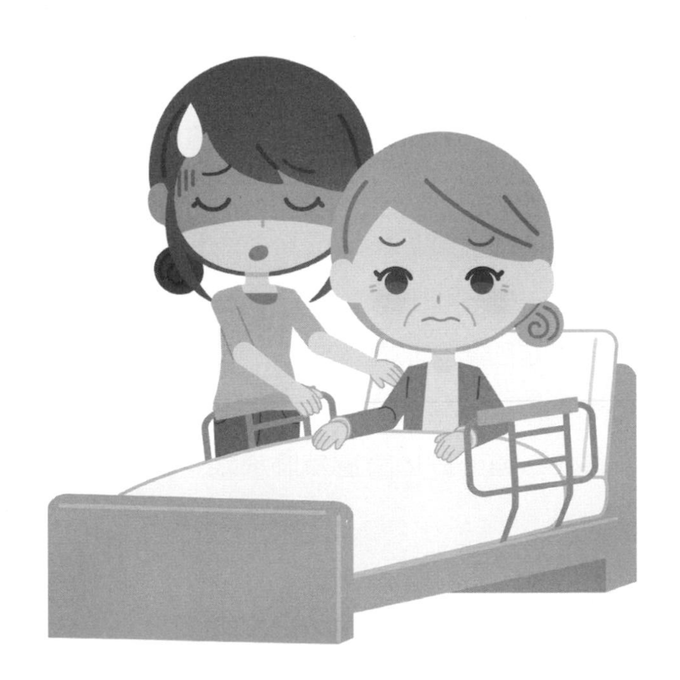

因肺梗塞導致的猝死是很危急的狀態，患者有類似徵狀時必須及時給予施救，以下說明怎樣實施正確的心肺復甦術？

1. 心肺復甦術（CPR）是搶救生命的技術

在許多緊急的情況下，例如突然發生的心源性猝死、游泳時發生的溺水等，即時且正確地給患者實施心肺復甦術，就有可能挽救一條生命。許多國家的警消人員，甚至全民百姓，都已普及心肺復甦術的知識，懂得如何實施正確的胸外按壓、人工呼吸等的心肺復甦術；如果心源性猝死發生在醫療單位，如案例一、二，則應立即進行心肺復甦術，如行人倒地、猝死突然發生在大街小巷、超市、戶外廣場等地方，則應有人打緊急呼救電話，呼叫該地急救中心的醫護人員迅速來到現場，另一人應立即給患者進行心肺復甦術，進行正確的心外按壓及人工呼吸。

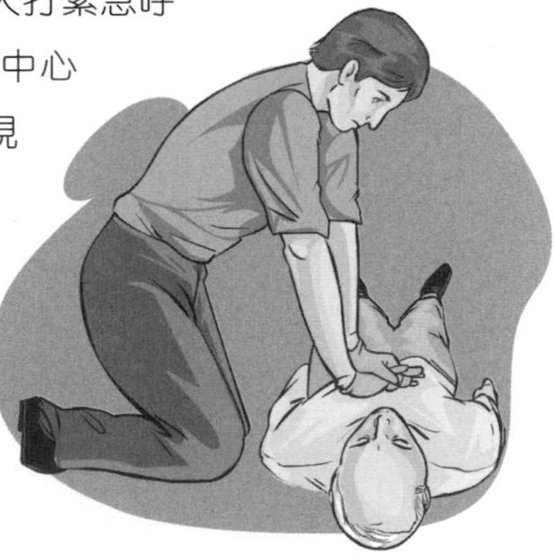

2. 進行胸外按壓，恢復血液循環

執行胸外按壓之標準作業程序（SOP）說明如下：

1.立即讓患者平臥在平坦的地上或硬木板上。

2.實施按壓的搶救者蹲在患者的右側肩膀旁。

3.搶救者的左手掌根部置於患者胸前正中（胸骨的下半部位於乳頭水平）。

4.搶救者的右手手掌置於左手背上，雙手的手指翹起，不接觸患者的胸壁，伸直雙臂，肘關節不彎曲，用雙肩向下壓所形成的壓力，將患者的胸骨下壓4～5公分（小兒為1～2公分），做到完全的胸骨反彈。

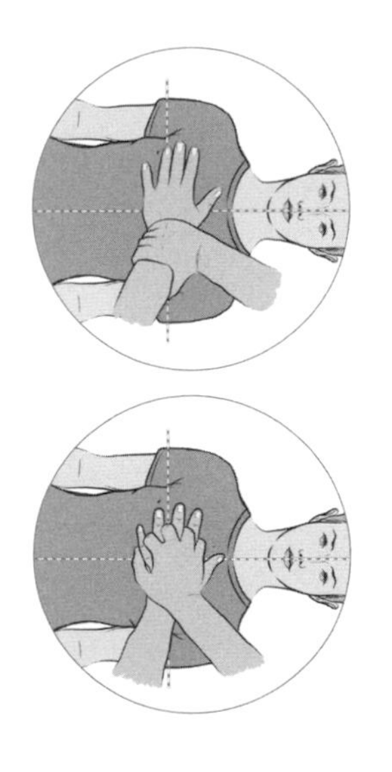

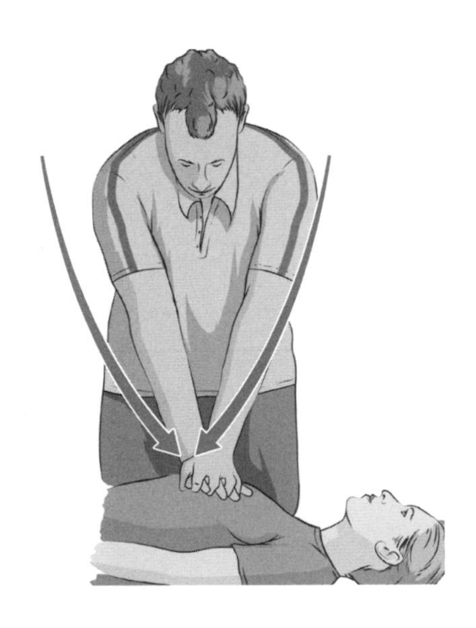

5.胸外按壓的部位不宜過低，以免損傷肝、胃等內臟。

6.按壓的壓力要適宜，過輕不足以推動血液循環，過重可能會使肋骨骨折，造成氣胸、血胸等。

7.每分鐘約進行100次的胸外按壓（按壓和放鬆的時間約相等）。

8.如果搶救者沒有經過心肺復甦術的培訓，只需要繼續做胸外按壓，直到患者有復甦的跡象（如有自主呼吸、頭或手足的自主活動等），或急救醫護人員已到達現場。

9.如果搶救者是經過心肺復甦術培訓者，則應檢查患者的呼吸道，並同時進行施作人工呼吸。

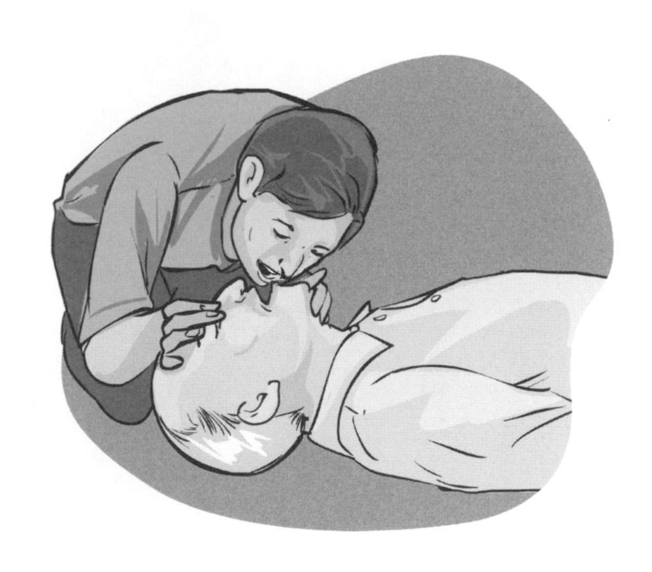

3. 自動體外心臟電擊去顫器AED

「自動體外心臟電擊去顫器」（AED，Automated External Defibrillator）是一種使用高能量電流非同步地在胸部電擊心臟，除極心肌細胞，消除激活的波，終止心室顫動的儀器。

在2005年美國心臟協會心肺復甦及心血管急救指南中，成年人無脈驟停患者先進的心血管生命支持（ACLS）療法中指出，早期的除顫和心肺復甦的協調實施，是病人復甦成功的關鍵。

以下說明AED的使用時機及方法：

指徵：

心室顫動，無脈性室性心動過速或多形性室性心動過速。

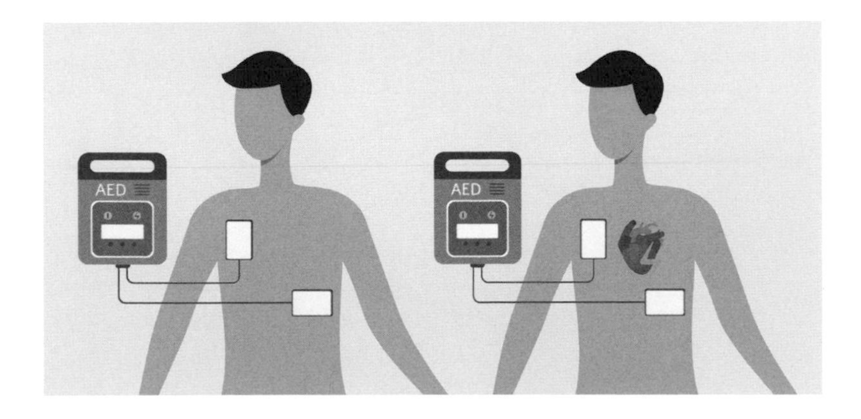

方法：

1.將電極片或電擊板放置在患者裸露的胸部，用自黏墊（首選）、凝膠墊或電擊耦合劑等導電材料，以降低經胸的電阻抗。

2.電極片或電擊板應置於胸骨心尖位置（前外側），即胸墊放置在前胸的右上（鎖骨下），心尖的胸墊放置在胸前下外側（左側乳房的外側）；胸墊有時也可放在其他位置，包括胸壁的左、右側（雙側腋下），或標準的心尖部位，和背部的左或右上半部位。

3.如果患者已有置入起搏器，電極片的放置應距離起搏器至少2.5公分。

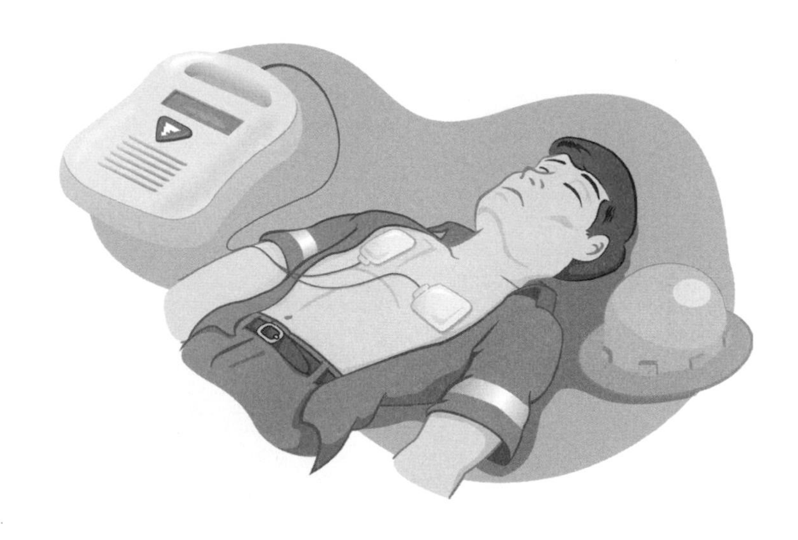

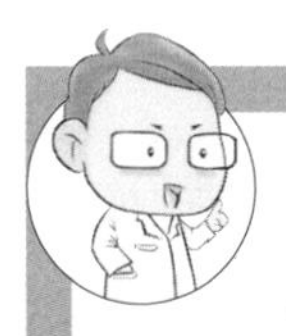

什麼是心臟起搏器？

心臟起搏器是一種植入人體內的電子治療儀器，通過脈衝發生器發放由電池提供能量的電脈衝，通過導線電極的傳導，刺激電極所接觸的心肌，使心臟搏動和收縮，從而達到治療因某些心律失常所導致的心臟功能障礙。

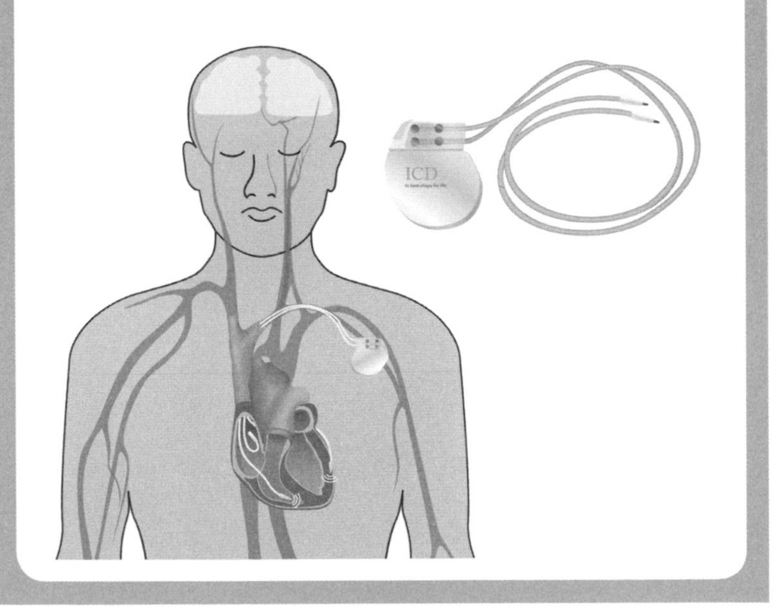

4. 除顫所用的電量須有所分別：

• 若為心電圖示單向波形，初始和後續除顫的電量為360J（焦耳）。

• 若為雙向波形，通常初始電量為120～200J，如果不知道最佳電量，可採用200J，使用默認電量。

5. 電擊除顫的次數：多數心室顫動（室顫）的患者，體外電擊一次即可恢復為室性心律，如第一次電極未能轉為室性心律，則可行後續的第二次，偶爾需要第三次，但是次數不能再多。

上述說明為醫療等級的AED，但現如今裝置於各大公眾場合、居民社區的AED，其電擊全程有語音與圖示指導，只要遵照指示便可正確使用，因此又被稱為「傻瓜電擊器」，但提醒你在使用這類AED時，必須持續對患者施以壓胸按摩，只在進行到「插」與「電」兩階段時，須暫時停止壓胸按摩。

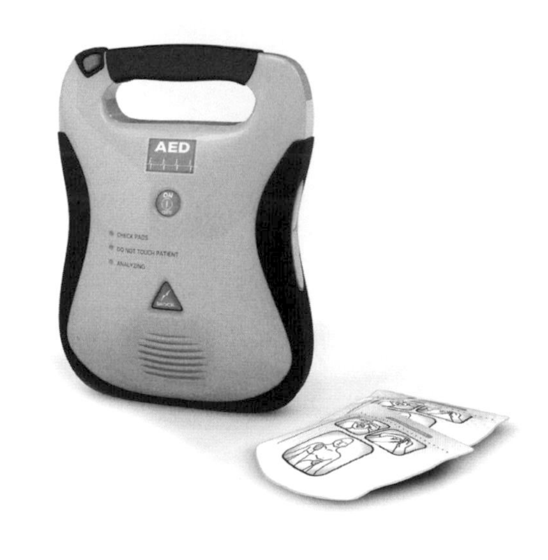

以下說明「傻瓜電擊器」AED 的使用方法：

1.開→打開電源

打開電源後即遵循語音指示，此時另一位施救者應持續為患者施行壓胸按摩。

2.貼→貼上電極貼片

為了使電流能有效通過人體，施救者必須為患者貼上電極貼片。執行方法為拉開患者的衣服，依據機器或電極貼片上的圖示，將貼片貼在患者裸露的胸壁，一片貼在患者左邊乳頭下方偏外側處，另一片貼在患者右邊乳頭上方，此時另一位施救者應持續為患者實施壓胸按摩。

3.插→將線頭插入電擊插孔

確定電極貼片黏妥後，施救者須將線頭插入電擊插孔（有些機器的線頭已經接在插孔上，則可略過此步驟），這時另一位施救者應持續進行CPR，切莫中斷。

線頭插入機器後，AED會自動分析心律並發出語音提示：「分析心律，不要碰觸患者身體」，此時請暫時停止CPR，不要碰觸病患。

經過短暫時間，如果AED發出不建議電擊的語音時，則繼續施行壓胸動作；若AED發出建議電擊語音，則進行下一個步驟。

4.電→執行電擊

一旦聽到建議電擊語音，為了避免其他人觸電，施救者應大喊：「大家離開！」在確認沒有人碰觸患者後，才按下電擊鈕。

5.後續

切記！不是執行電擊完之後就沒事了，施救者必須持續做壓胸按摩，AED每兩分鐘會自動執行一次心律分析，只有在此時可暫停壓胸動作。

經由反覆執行CPR與使用AED，可在救護人員抵達前盡可能提升患者的存活率。

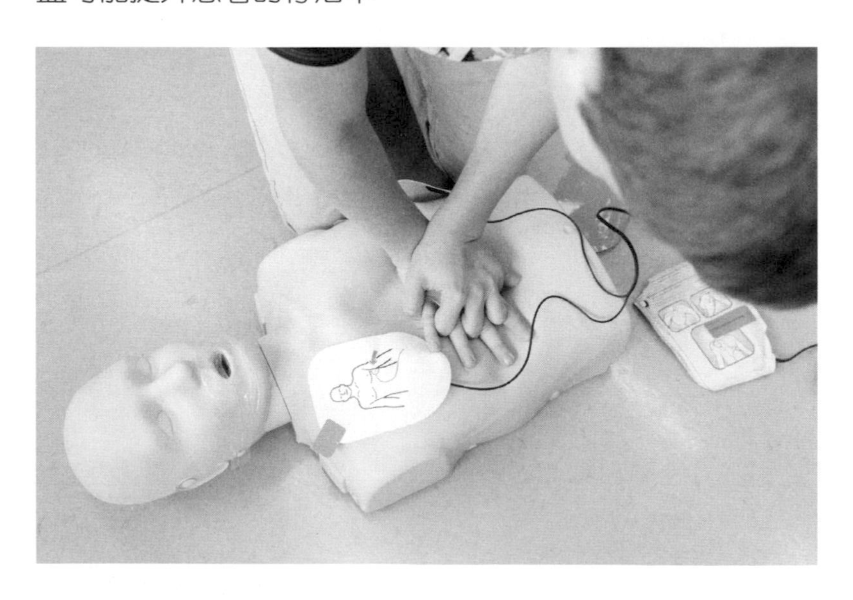

以下這些狀況可能必須修改電擊貼片的黏貼方式：

1.患者有濃密的胸毛：胸毛可能會妨礙電擊貼片黏住皮膚。若施加壓力後電擊貼片仍無法正常黏貼，可用力將貼片撕下以拔除胸毛，並將另一組新的貼片貼在患者光滑的皮膚上；有些AED附有剃刀，若患者有濃密的胸毛，可先行刮除黏貼區域的胸毛，再將貼片貼上。

2.患者有貼藥膏/藥布：若患者胸口貼有藥物貼片，須先移除貼片，並將皮膚上的殘膠與藥物清理乾淨，再貼上電極貼片。

3.患者為兒童：如果患者是體重25公斤或8歲以下兒童，可以使用兒童電極貼片，若設備中無兒童電極貼片則直接使用成人貼片。兒童電極貼片的黏貼位置是在患者胸前兩乳頭中央處，以及背後兩肩胛骨之間；有些AED具有兒童模式功能，使用上應切換為「兒童模式」。

4.患者裝有心律調節器：如果在患者胸側發現圓形或方形的腫塊，代表患者裝有心律調節器，黏貼時應避開這類裝置。

② 久坐久站的人群

久坐久站連續4個小時不活動，就會增加下肢靜脈血栓形成的風險。

人坐著的時候，上身、腳踝、膝蓋、大腿呈三個90度的彎曲；久坐不動時，腿部肌肉的收縮減少，下肢血流減緩，因而下肢靜脈血栓形成的機率就會顯著增加，在醫學臨床工作中，見到由於長時間沉迷於遊戲或上網的年輕人、日夜打麻將的中老年人，因久坐不動引起的下肢深靜脈血栓導致肺梗塞的案例不少。

另外，長時間坐在狹窄的空間裡，尤其是中老年人，例如搭乘長途飛機經常需要10多個小時，如果乘坐的是經

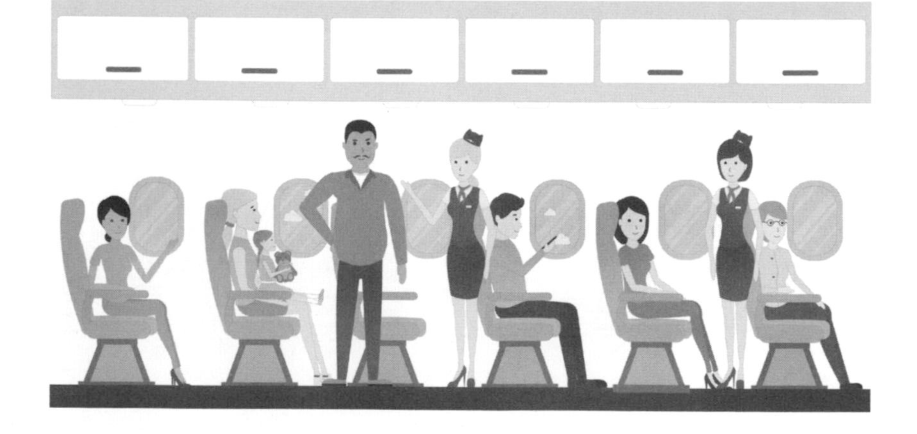

濟艙，坐在狹窄的座位上雙腿不動，也不離開座位往過道中去走一走，如果再加上飲水不夠，使得身體缺少水分，在下肢靜脈血流速度減慢的情況下，血液內的有形成份便容易掛壁、沉積，發生下肢靜脈血栓的機率就會更大；坐長途旅遊巴士也可能發生同樣的情況。

久站也會導致小腿肌肉緊張，使得無法自主收縮，同樣也會影響血液回流，從而導致下肢靜脈血栓的形成。這些人群諸如進行教學工作的教師、需要坐著開車的職業駕駛、百貨公司的售貨員、美容美髮業從業人員等，他們需要長時間保持一個不動的姿勢，因而靜脈內形成血栓的風險相對都比一般人高。

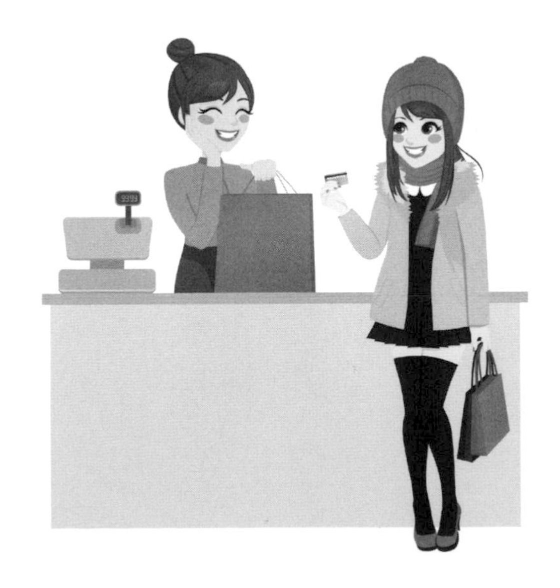

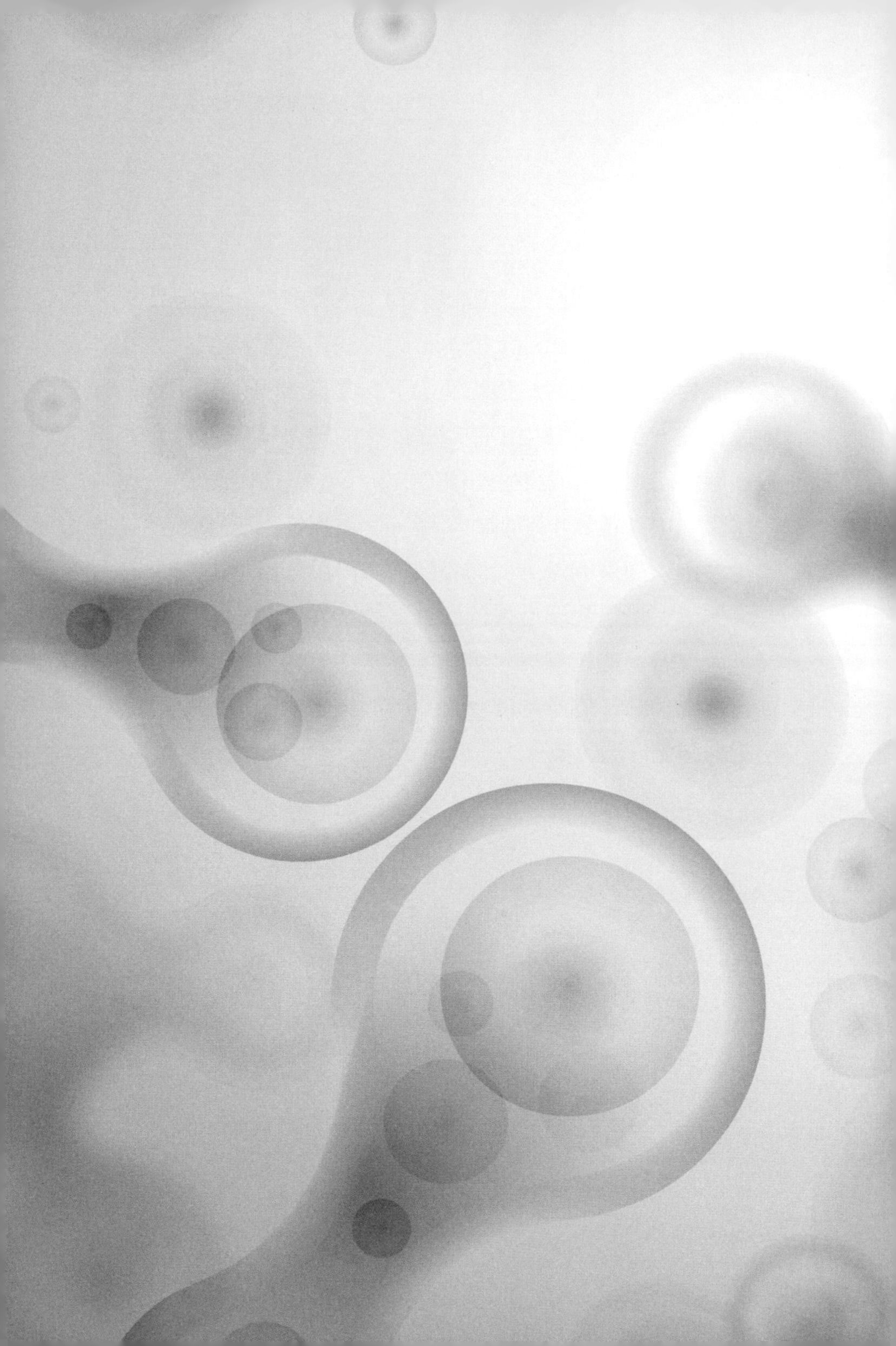

第二章

肺梗塞的成因及預防方法

❶ 下肢深靜脈血栓如何形成？

血栓，通俗的說法就是「血塊」，為什麼我們的身體裡會有血栓？人體血液中存在著凝血系統和抗凝系統，在正常情況下，二者保持著動態平衡，以保證血液在血管中能正常流動，不會形成血栓，但在某些特殊情況下，如久坐久站時因為血流變慢，靜脈自主收縮性下降或喪失，凝血因數病變，或血管受損傷時，導致凝血功能亢進或抗凝功能削弱時，則會破壞這種平衡，使人處於「易栓狀態」，這時就容易形成血栓。

血栓最愛找下列這些人的麻煩：

1.長時間保持靜止狀態的人

如前所述，你可能因為各種各樣的原因連續幾個小時不移動身體，例如久病、手術或外傷臥床多日，或外出旅遊時在飛機經濟艙、長途巴士或私家車等的座位上一坐幾個小時不活動，這時就會增加靜脈血栓形成的風險。

2.體重超重的人

肥胖的人罹患靜脈血栓栓塞症的風險明顯高於體重正

常的人。偏離正常範圍的體重超重者，患血栓栓塞症的風險同樣也會有所增加，如果是重度肥胖或病態肥胖，則風險更高。這是因為這些人身體承受的重量較一般人沉重，血液流動起來就相對困難，如果這類人群長時間處於坐姿狀態，就會增加靜脈血栓形成的風險。

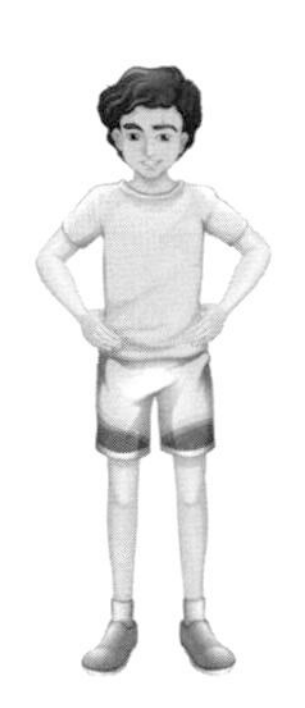

$$\text{BMI值}=\frac{\text{體重（公斤）}}{\text{身高（公尺}^2\text{）}}$$

BMI值	體重狀態
≦18.5	過輕
18.5～23.9	正常
24.0～26.9	過重
≧27.0	肥胖

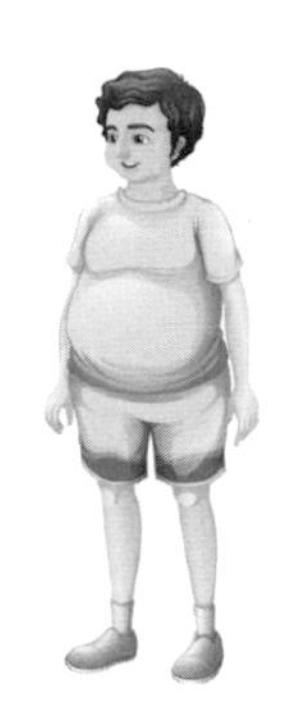

3.吸菸者

吸菸對人體健康有著諸多危害，其中之一就是形成靜脈血栓。人們普遍認為吸菸僅會影響肺臟健康，其實不然，它實際上也會影響血管的正常運作，因為菸草中的有害化學物質會損傷血管內膜，讓血細胞更有可能凝集於血管壁，因而使罹患靜脈血栓栓塞的風險提高。

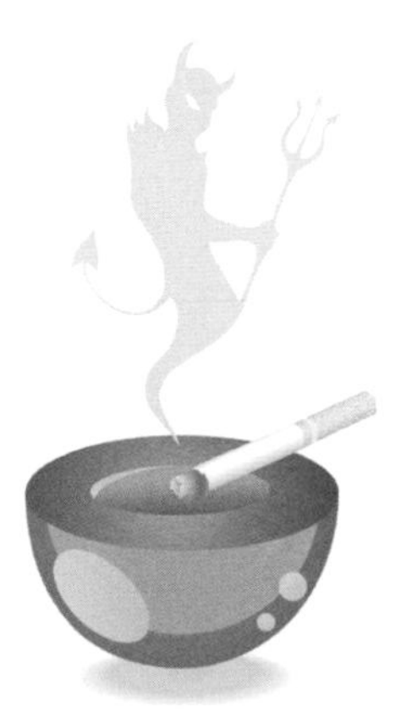

4.服用雌激素的人

服用避孕藥的人，罹患血栓栓塞症的可能性較一般人增加3～4倍，原來健康的女性會因此出現腿部腫脹、氣短、胸痛等下肢深靜脈血栓形成的情形，或甚至有肺梗塞的症狀；此外，中老年婦女為減緩更年期綜合症不適症狀而採用雌激素替代療法的人群，也應當重視與警惕血栓存在的隱患。

5.有血栓家族病史的人

如果你的直系親屬中有患血栓栓塞症的人，而你沒有因久坐或久站，也沒有因受傷或患病而得了血栓栓塞症，那麼你的發病原因很可能是遺傳因素造成的。某些遺傳性疾病會使血液黏稠度增加，因而更容易形成血栓。

6.有過血栓發病史的人

如果你有血栓的疾病史，那麼很有可能你會再次得到血栓，在靜脈血栓栓塞或肺栓塞的人群中，有三分之一的人在10年內會再次得到血栓栓塞，這是因為血栓形成於靜脈瓣膜周圍，對靜脈造成損傷，隨著時間的推移，它可能會導致多發性血栓。

7.感染或有炎症性疾病的人

如果你患有嚴重的疾病或感染症狀，就要警惕提防異常血栓出現的可能，有些類型的癌症（如肺癌、胃癌、結腸癌、腎癌、胰腺癌、卵巢癌和腦癌）會增加患者得血栓的風險，有時血栓會在癌症之前出現，這就意味著它們可能是癌症的一個警告信號；此外，還有一些其他疾病，如糖尿病、潰瘍性結腸炎、節段性腸炎、炎症性腸炎等，也會增加得到血栓的風險。

8.孕婦

懷孕的婦女患血栓的風險也會增加，這是由於她們血液中流動的雌激素含量增加所導致；另一個原因是隨著胎兒的生長，他們會對孕婦腹部的血管和骨盆施加壓力，妨礙血液的流動，因而容易造成血栓。

美國約翰霍普金斯大學藥物靜脈血栓栓塞協作部門的主任伊里亞德・理查德說，血栓的發病人數比乳腺癌和機動車碰撞發生事故的人數總和還要多，這是非常驚人的數字，他的提示意在提醒人們注意血栓對生命可能造成的危害。

2 肺栓塞的成因

急性肺栓塞是指內源性（如深部靜脈血栓）或外源性（如外傷導致）血塊（栓子）堵塞肺動脈或其分支，引起肺循環障礙的臨床綜合症，若因此出現肺出血或壞死者稱為肺梗死。

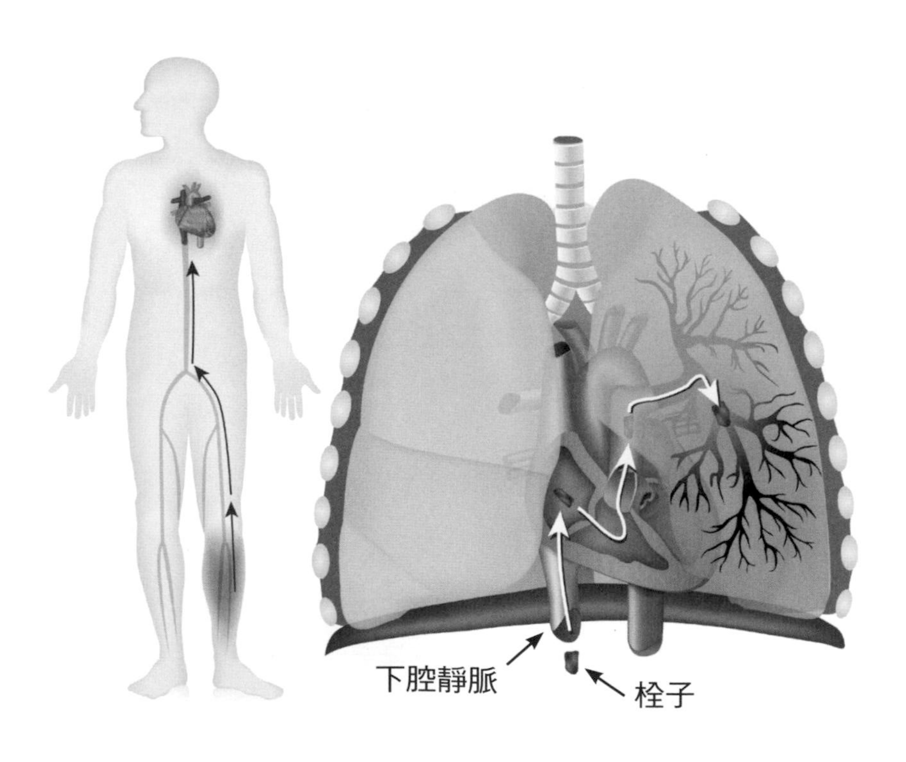

肺組織由支氣管動脈和肺動脈雙重供血，故僅有大約10%～15%的栓塞會引起肺循環障礙的病理生理和臨床綜合症，甚至是肺出血或壞死的肺梗死，但是它們多繼發於其他疾病，因而臨床表現極為複雜，若是對其影像學表現認識又不足，就很容易造成臨床漏診或影像學方面的誤診。

如果來自下肢深靜脈的栓子很大，使得肺動脈主幹或大分支被堵塞，可引起急性右心衰竭，導致右心中的血液立即發生瘀滯，靜脈血不能回流到右心室，肺臟也沒有血液流入，更沒有攜帶氧氣的血液進入左心室並流向全身，患者會因此迅速進入休克狀態，以致常常來不及搶救就已經因心跳、呼吸驟停而死亡，其突變的速度並不比急性心肌梗死而導致死亡的速度慢。

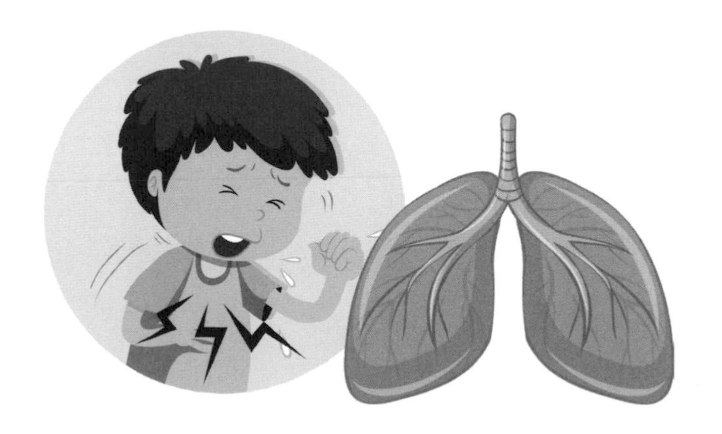

如果血栓比較小，不足以栓塞住肺動脈幹，就有可能隨著血流流向肺動脈末梢，栓塞肺部的小動脈，並導致周圍的肺組織缺血、壞死，多發性小栓子能引起多發性小動脈分支栓塞。

肺梗塞以下葉多見，外形成椎狀，尖端指向肺門，病灶中間為壞死區，周圍有水腫和出血，水腫和出血可以被人體吸收，壞死區癒合後發生纖維化，可導致肺梗塞的肺栓塞，在臨床上可分為五種類型：

1.猝死型

2.急性肺源性心臟病型

3.肺梗死型

4.原因不明呼吸困難型

5.原因不明肺動脈高壓型

以後兩種類型為突出表現的肺梗塞患者，臨床上很容易發生漏診。

③如何預防肺栓塞？

1.提高肺梗塞的警惕性

引起肺栓塞，然後**導致肺梗塞的栓子，80%～90%來源於下肢的深靜脈**，其次是盆腔、前列腺靜脈、髂靜脈和右心中的栓子，因此，如有下肢深部靜脈炎、骨折、手術後、分娩或心房纖維顫動病史的患者，一旦出現類似肺炎的症狀，應高度警惕肺栓塞的可能性，並立即去醫院就診，以便及早獲得正確的診斷，也才能即時給予精準的治療，例如經導管無創取栓、溶栓或抗凝治療等都是很有效的治療方法，所以說肺梗塞是可以治療的。

2.腿部小血栓，自測早知道

單腿腫脹是深靜脈血栓非常重要的臨床表現之一，如能及早知道深部靜脈血栓的存在，及早進行精準的處理，即可避免後果嚴重的肺梗塞情況發生。

自測方法如下：坐在椅子上，屈膝，伸直小腿，在膝蓋骨下緣10公分處，用卷尺測量小腿的周徑（公分），兩腿分別所測得的周徑差為2公分或以上才有識別意義，腿的徑圍大的一側，可能即存有深靜脈血栓。

3.防血栓，適時活動下肢很重要

為了防止下肢深靜脈血栓的形成，簡而易行的方法就是固定時間活動下肢。活動下肢是防止下肢深靜脈血栓形成的必要措施，當必須長時間坐在空間狹窄的座位上，如長時間飛行的經濟艙座位裡，或是長途旅行的旅遊巴士裡，經常動一動下肢、改變體位，或定時到走道上去走走，都是極為重要的。

需要長期臥床的病人，應該在床上經常做深呼吸和活動下肢（可在他人的幫助下進行），由於下肢外傷，尤其是骨折後，會使血管壁不光滑，因而容易形成血栓，因此手術後應盡可能早日起床活動。

4.長途旅行要備三件寶

• 彈力帶

它是由天然乳膠製成的，常作為在家或出差時的健身訓練工具，它可有效改善肌力、身體的活動能力和靈活性，是一種易於攜帶，使用起來簡單方便，且十分有效的小型體能訓練工具。

• 醫用彈力襪

它是一雙經由特殊設計、具有醫療功效的彈性襪，主要靠其漸進式壓力，由腳踝處漸次向上遞減，收縮小腿肌肉，以預防靜脈充血，使血液回流至心臟，可預防靜脈血栓形成和靜脈曲張。

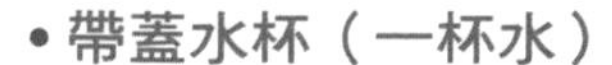

• 帶蓋水杯（一杯水）

在較密閉、乾燥和較狹窄的空間裡，如果飲水少了或不飲水，會造成血液黏稠度增高，使得血液流速減慢，這時血液中的有形成分就容易在血管壁碰撞沉積，繼而形成血栓。

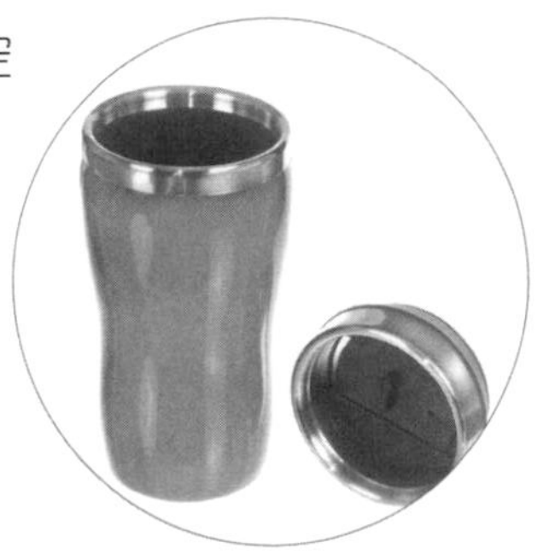

不管是搭乘長途飛機或坐長途旅遊巴士時，或是現時許多青、中年人時興長時間自駕旅遊，成員應該各自帶一個有蓋的水杯，以便飲水，有蓋可防旅途顛簸時杯裡的水不會外溢，而當處在這種情況時，建議每小時飲水量至少100毫升。

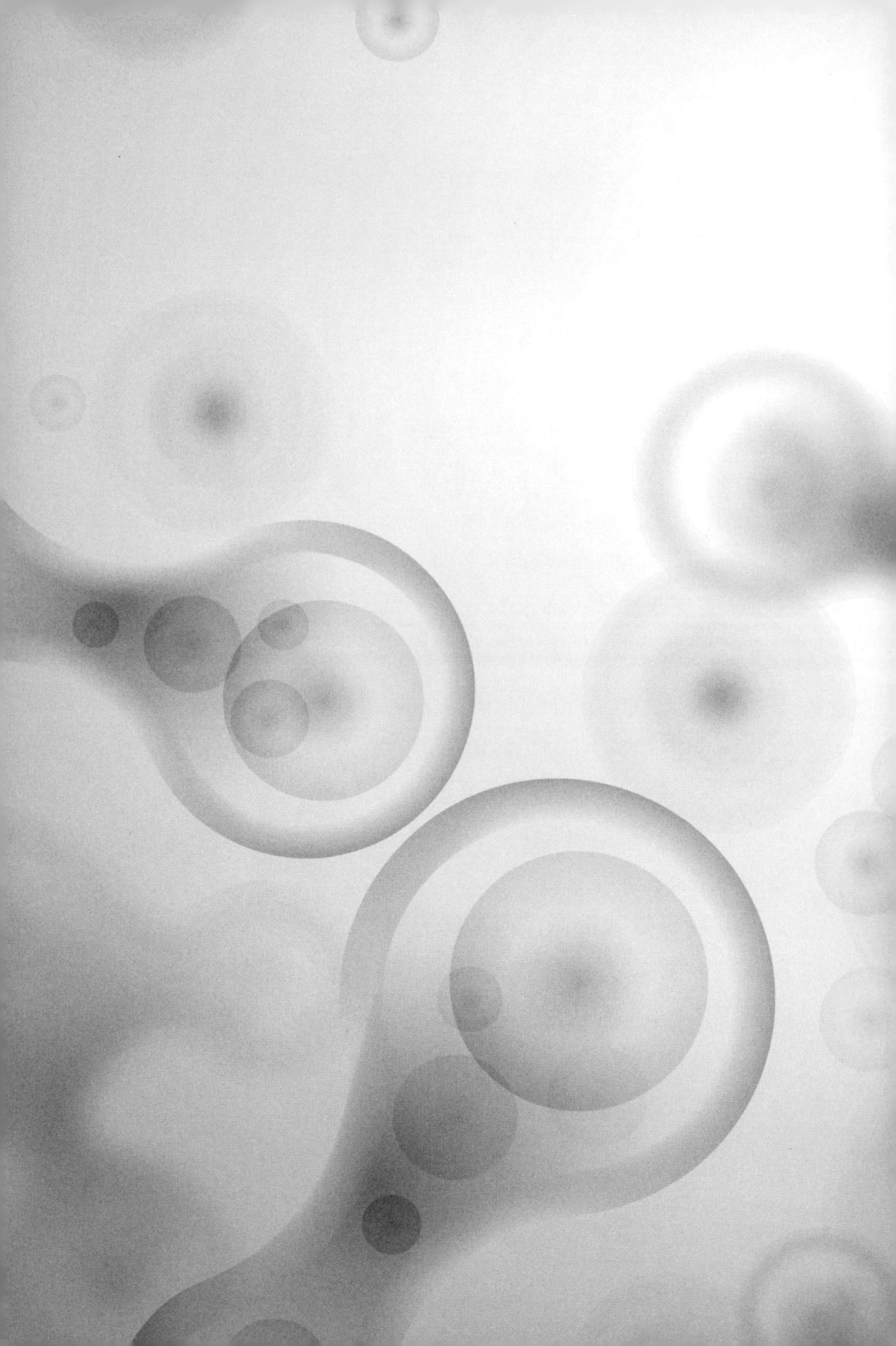

第三章

肺梗塞能治好嗎？

1 早發現、早治療，初始治療見奇效

肺梗塞是可以治好的，但由於每個人的情況不一樣，身體素質也不相同，所以具體治療的方式需要根據肺梗塞的病情、梗塞在肺部的不同部位，及病情的嚴重程度而有所區別，但只要積極配合治療，肺梗塞是可以治好的。

1.呼吸支持：應立即給予輔助供氧，且必須是高濃度的氧氣，目標是使血氧飽和度≧90%，患者如果出現

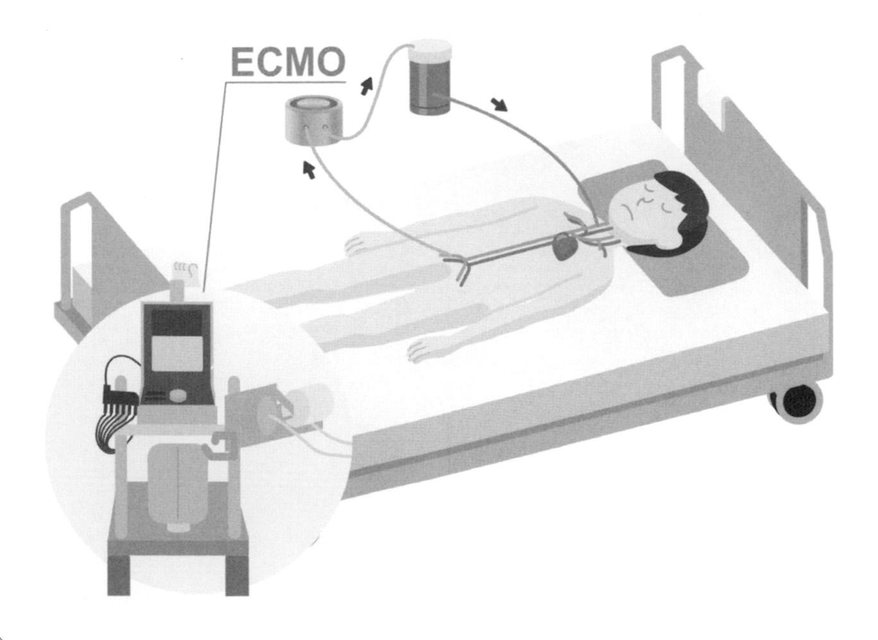

低血氧症，例如神智改變，應考慮氣管插管和機械性通氣，甚至需應用體外維生系統ECMO（Extracorporeal Membrane Oxygenation），即俗稱的「葉克膜」。

2.止痛：胸痛劇烈者可給予嗎啡或哌替啶來鎮靜止痛，為了緩解肺動脈或冠狀動脈痙攣，可給予阿托品。

3.抗凝治療：根據情況可採用肝素、低分子肝素，或抗凝血素華法令。

4.溶栓治療：根據情況可使用鏈激酶或尿激酶，主要適用於大面積肺梗塞的患者，特別是伴有休克及低血壓的病患。溶栓治療有一定的風險，可能會導致腦出血，所以施行前必須權衡利害關係。

❷ 血流動力學支持療法

使用此法治療須取決於患者的基線血壓，以及是否有臟器灌注不足的表現和臨床證據，例如神智改變、尿量減少等。

1.靜脈補液：它是伴有低血壓患者的首要治療方式，通常為500～1000毫升的生理食鹽水，過量補液會導致右心室過度擴張（即右心室超負荷）、右心室缺血以及右心衰竭加重。

2.血管加壓藥：如靜脈補液後血壓未能提升，且臟器灌注不足的情況仍未改善，則給予血管加壓藥，例如去甲腎上腺素、多巴酚丁胺等。

- **去甲腎上腺素**：它是該類人群中最常應用的血管加壓藥，因為它有效且不太可能引起心動過速等副作用。
- **多巴酚丁胺**：有時可用於肺栓塞導致的循環障礙休克的患者，以增強患者心肌的收縮力，但是多巴酚丁胺也會導致全身性血管舒張，致使低血壓加重，特別是使用低劑量時；為了減輕這種影響，經常先與去甲腎上腺素聯合使用，隨著多巴酚丁胺的劑量增加，它誘發的心肌收縮作用會超過其使血管擴張的作用，從而可以停止使用去甲腎上腺素。

3 血流動力學穩定患者的治療

患者的臨床表現各不相同，且復發血栓栓塞和失代償風險各異，包括次大塊肺栓塞（中度/中等風險）患者和小塊肺栓塞（低風險）患者。

對於大多數血流動力學穩定（即血壓正常）的小塊/低風險肺栓塞患者，建議採用下列治療方法：

1.出血風險低的患者需要接受抗凝治療。

2.存在抗凝治療禁忌症或出血風險較高的患者，應施行下腔靜脈濾器（IVC）置入術。

3.存在出血風險中等或較高證據的患者，應根據評估所得風險——效益比以及患者的價值取向和意願進行個體化治療，例如有跌倒風險的75歲以上老年患者則不太適合接受抗凝治療，但患者若是不能置入靜脈濾器（IVC），如因為廣泛性血栓，或腫瘤原因而不能到達下腔靜脈，則可考慮抗凝治療。

4.對於大多數血流動力學穩定（即血壓正常）的患者，例如低風險的患者，建議不要進行溶栓治療。

5.對於正在進行抗凝治療且血流動力學穩定（即血壓正常）的中等風險/次大塊肺栓塞患者，包括存在巨大血凝塊負荷，嚴重右心室擴張/功能不全、需氧量較高和/或嚴重心動過速的患者，應密切監測病情是否發生變化，如經評估認為獲益大於出血風險，則可根據患者的具體情況，考慮進行溶栓治療。

4 下腔靜脈濾器（IVC）的應用

大多數患者都不需要放置下腔靜脈濾器，對於大多數禁忌使用抗凝治療的肺栓塞患者，或存在無法接受抗凝治療的高出血風險患者，應放置下腔靜脈濾器。

此外，抗凝治療期間發生禁忌症的患者也適合放置下腔靜脈濾器，但該人群是否放置下腔靜脈濾器，取決於所計畫抗凝治療的持續時間，以及停止抗凝治療後的復發風險，應用時首選可回收的下腔靜脈濾器，使之在禁忌症消退後可移除，並應對患者進行抗凝治療。

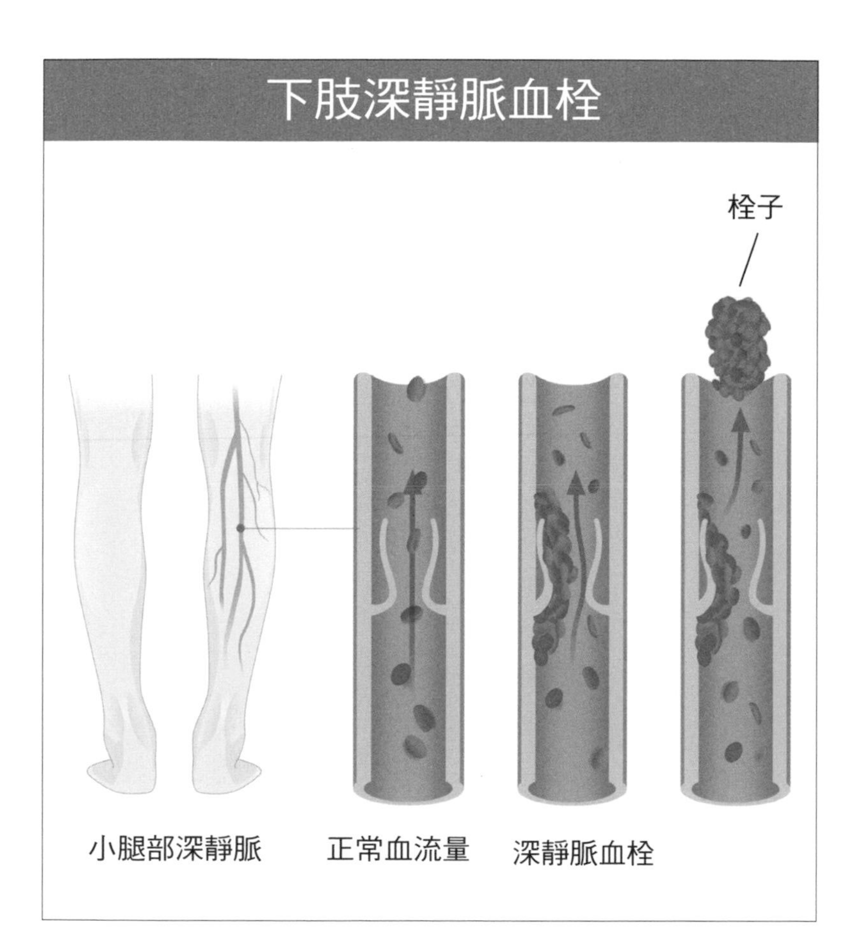
下肢深靜脈血栓
栓子
小腿部深靜脈
正常血流量
深靜脈血栓

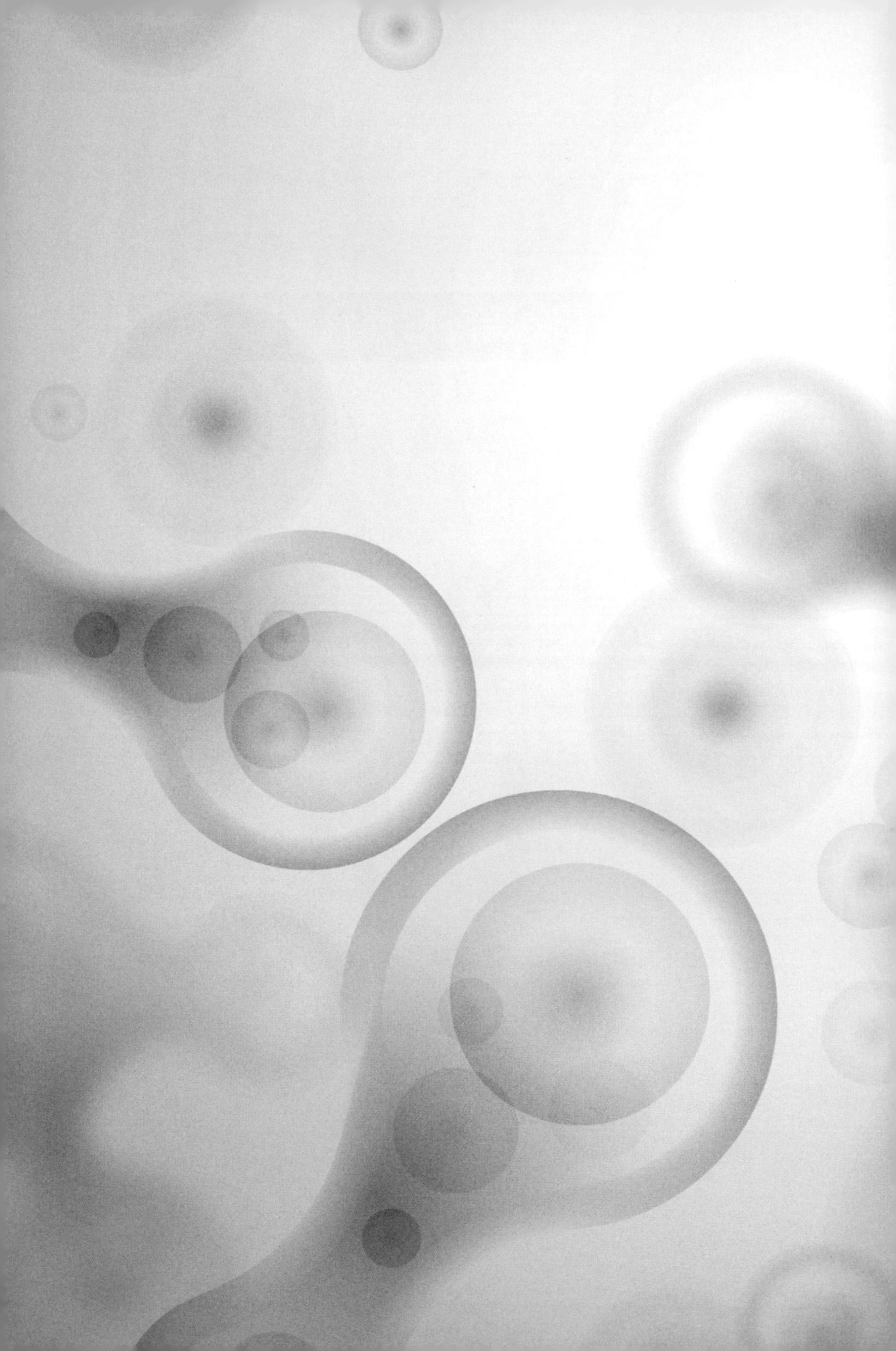

第四章

舒活健身操

❶ 健身操的功能

健身操（健美操）傳統上是指在音樂的伴奏下融入了體操、舞蹈、武術等動作於一體，使人追求人體健康與美的運動，現在也包括了很多鍛煉某些特定部位的成套動作。

健身操是一種以有氧代謝為主的運動，其中也包括一定的力量訓練，所以它也兼具雕塑身形的無氧運動功能，並且相對於其他體育活動，它在體型和氣質的塑造上更具有優勢。

通過持之以恆的健身操鍛煉，可以使人們達到增進身體健康、改善體質、控制體重、塑造體型、愉悅精神、陶冶情操等目的。

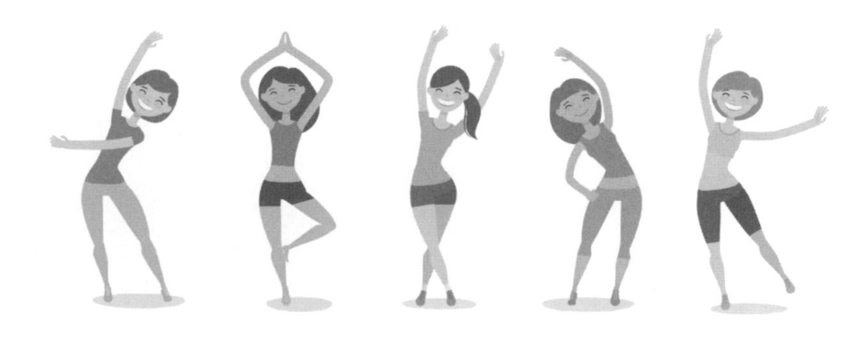

② 實用健身操

■10分鐘健身操

1.準備動作

早晨起床後，洗漱完畢，大腦清醒了，可以穿著睡衣、拖鞋，上身放鬆，下身微微下蹲，足趾輕輕抓地，雙目遠眺。

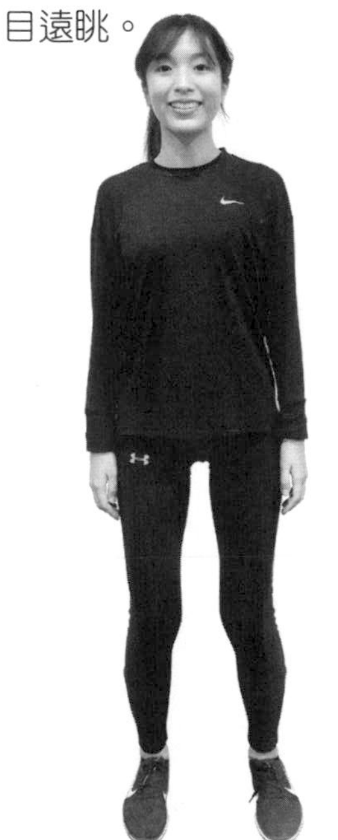

2.頭部活動

以頭做筆尖，用意念調動頭部寫「長壽」兩個字，這兩個字可以寫兩遍，然後令頭部圍繞這兩個字畫圓圈，先以順時針方向，再以逆時針方向，各繞兩圈。做以上動作時要緩慢些，不要急躁，但求穩妥，時間約2分鐘。

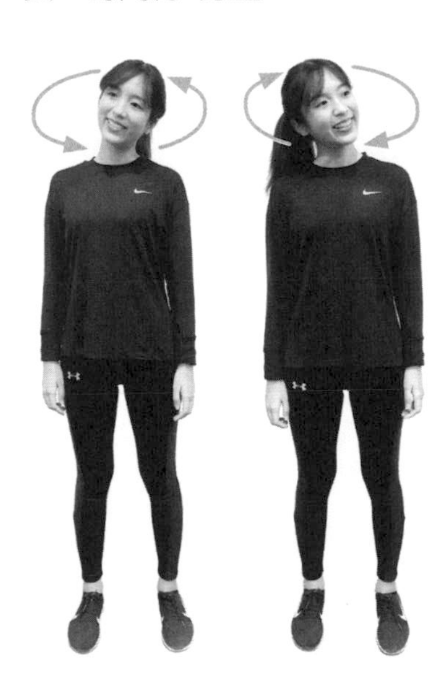

3.擴胸活動

姿勢站立不變，兩腿稍屈，兩臂在胸前平屈，並後振一次，拳心向上，再收回，時間約1分鐘。動作一定要慢，擴胸時不要太猛烈，力量要適中。

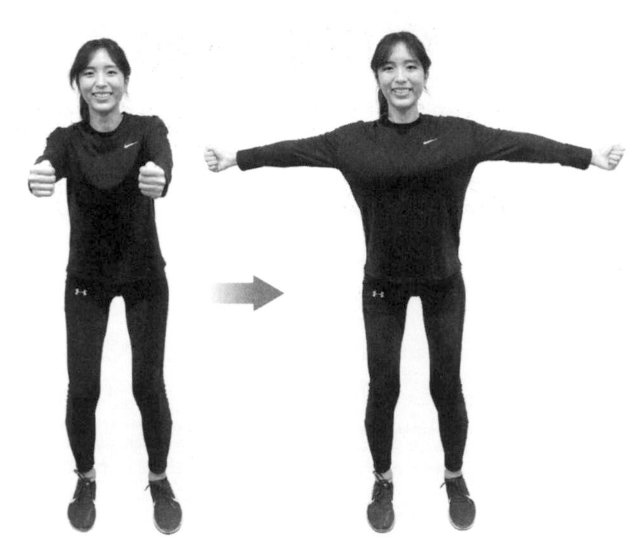

4.交叉擺掌

姿勢站立不變，兩手下垂，兩掌交叉，掌心向腹部，然後兩臂向外側張開，張開的幅度以自己適宜的程度為準，速度不求快，張開手臂之後隨即收臂，使兩手掌恢復成交叉，重複這個動作，時間約1分鐘。

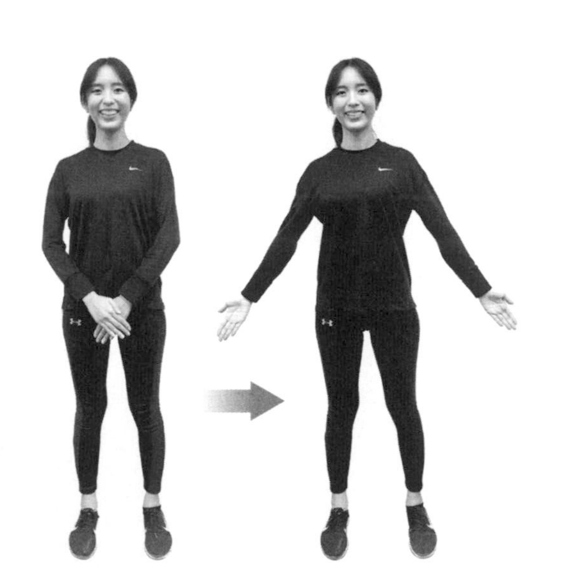

5.雙掌畫圈

兩掌心相對，相距約10公分，保持這個姿勢不變，兩掌的高低與腰齊平，相當於中醫所說「帶脈」的高度，然後以上臂帶動手臂作畫圈運動，身體先略向左側畫圓，順時針做20次，逆時針再做20次，然後讓身體恢復到面向正前方，順時針、逆時針各再做20次畫圈，然後身體向右側轉動後，繼續如上述方法進行順時針、逆時針各畫圈20次，這樣總共畫圈120次，時間約3分鐘。

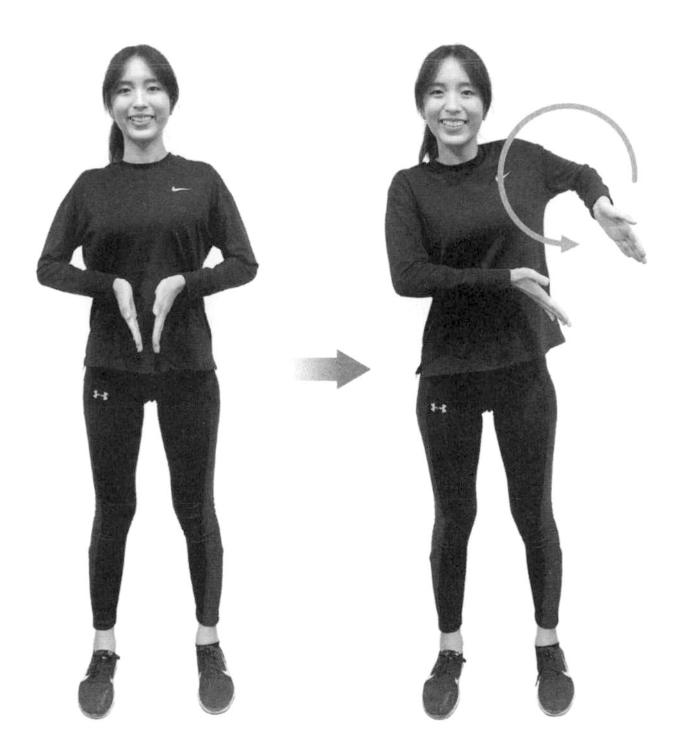

6.弓箭擴胸法

一腳在前、一腳在後，呈弓部狀站立姿勢，然後兩臂平伸開來，手掌微握空心拳，接著做兩臂開合攏的擴胸運動，動作要慢，使胸部擴張，肺活量增大，吸氧量增加，兩腳踝部及下肢同時配合上肢的開合，做兩腳一前一後的屈伸運動，使上下肢及踝部得到鍛煉，做完後，兩腳調換一下前後，再進行一次擴胸運動，以上共需時約2分鐘。

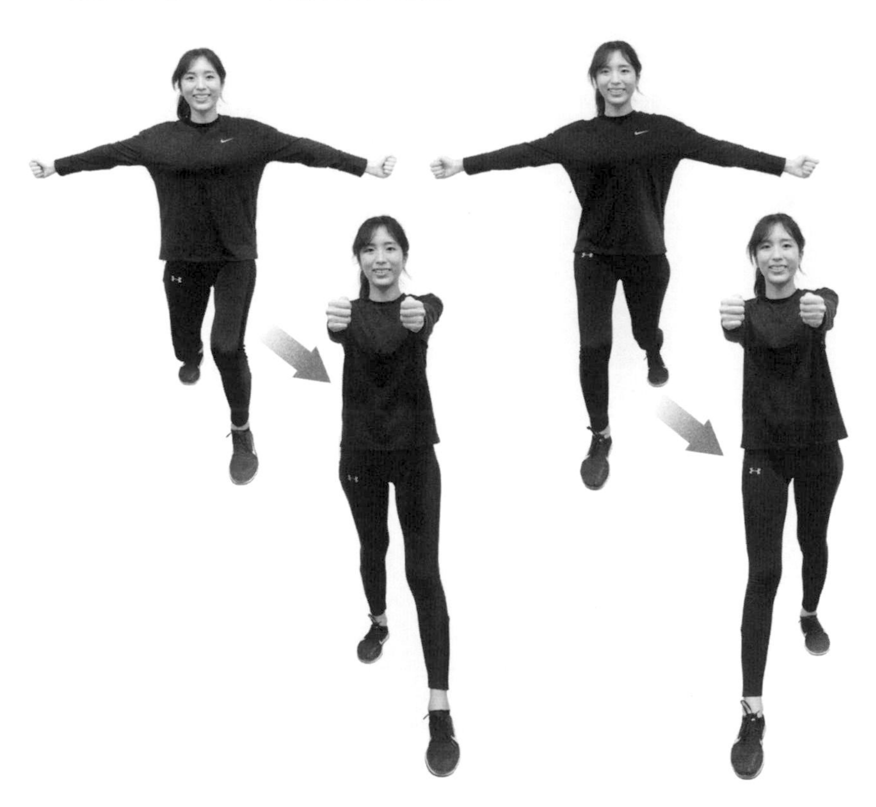

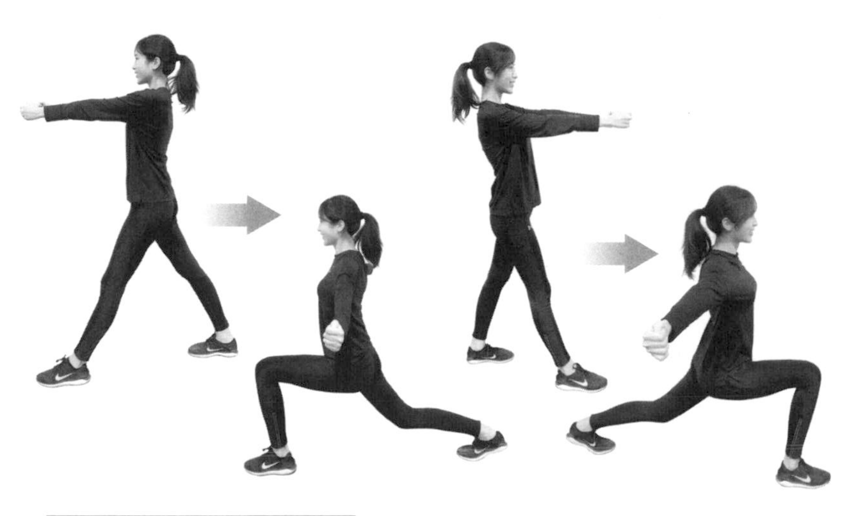

7.放鬆及回復，結束

雙手搓熱，在身體上、下、前、後，尤其是在足三里穴（位於膝關節下的髕骨下，髕骨韌帶外側凹陷中，即外膝眼下四橫指處）及湧泉穴（腳底，五趾用力彎曲，中央凹陷處），重點按揉一番，時間約1分鐘；另外，腰部也要重點按摩一會兒，時間約1分鐘。

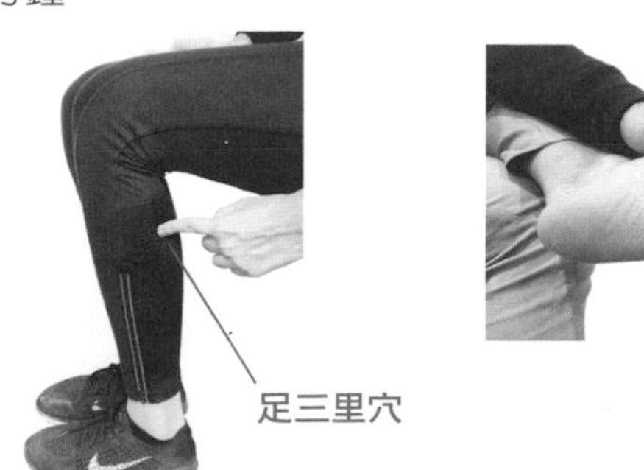

■辦公室健身操

1.頭髮、頭皮的按摩

上班族腦力消耗特別大，特別容易感到困頓，根據中醫理論，腦為「君主之官，神明出焉」，另外，因於解剖上頭皮與大腦間血行交通密切的關係，而設計了按摩頭髮、頭皮的健身操，方法如下：用木梳或手指做梳子，從前額向後腦「梳頭」，左、中、右各梳10次，必須讓梳子輕輕觸及頭皮，這樣做不但對頭髮及頭皮有按摩保護作用，而且對大腦皮質有輕微的刺激，能促進腦殼內外的血液循環，從而達到提高大腦工作效率的目的。

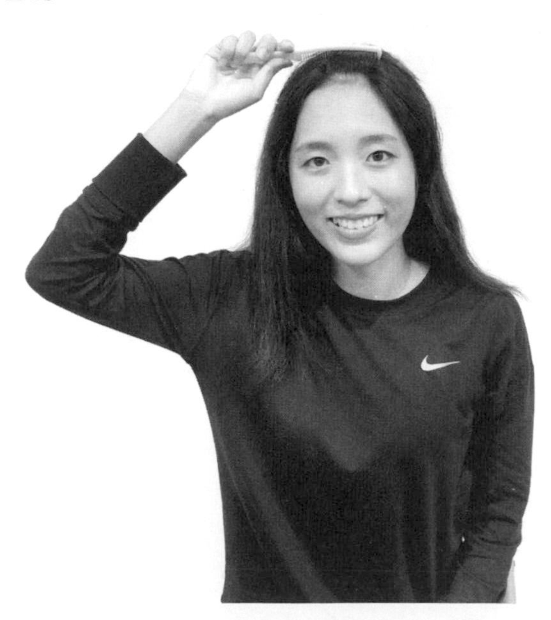

2.坐著也能動一動

・鍛鍊小腹正面的提腿動作：
坐在椅子上，雙腳合攏提起，再放下，重複這個提升、放下的動作，可以鍛煉小腹正面。

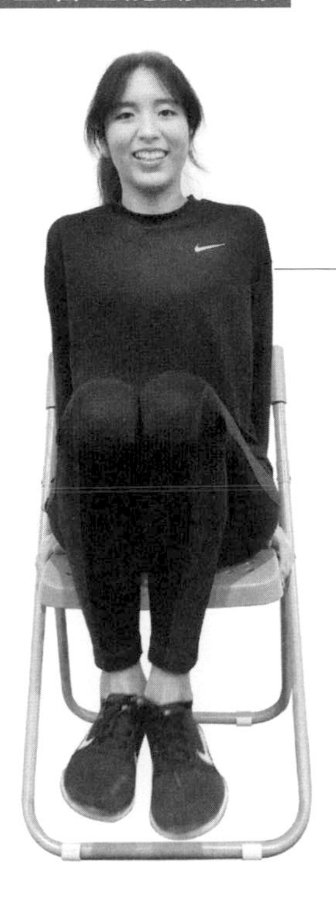

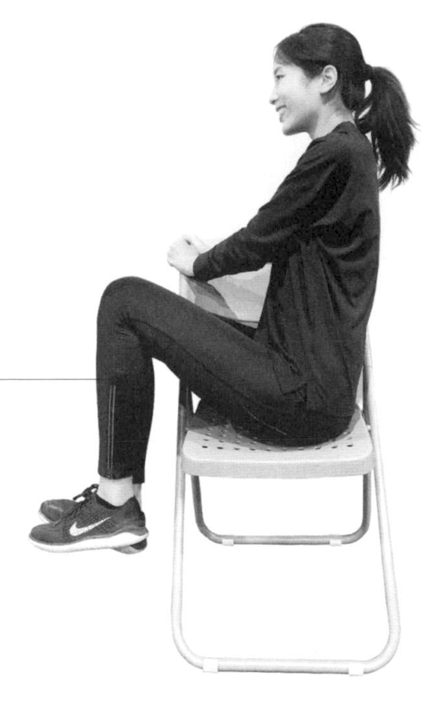

・鍛鍊側腹的提腿動作：
打側身坐在椅子上，身體重心放在單側臀部，手可扶住桌面，合攏雙腳並重複做提升、放下的動作，可以鍛煉腰兩側的肌肉。

3.辦公室健身操

・**拉椅背**：雙手向後拉著椅背，頭抬高，切記要挺直背部。這個動作可以鬆弛背部及頸部肌肉。

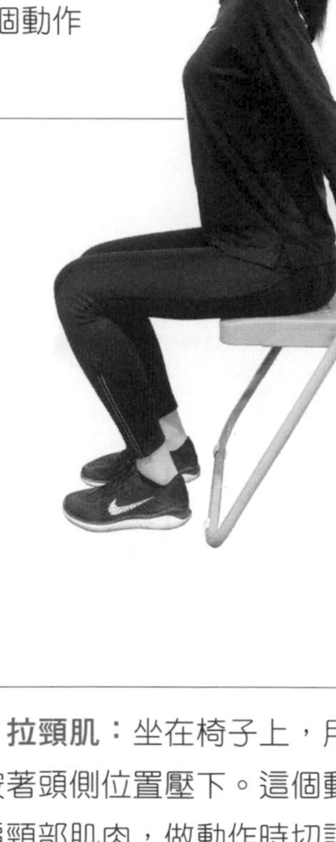

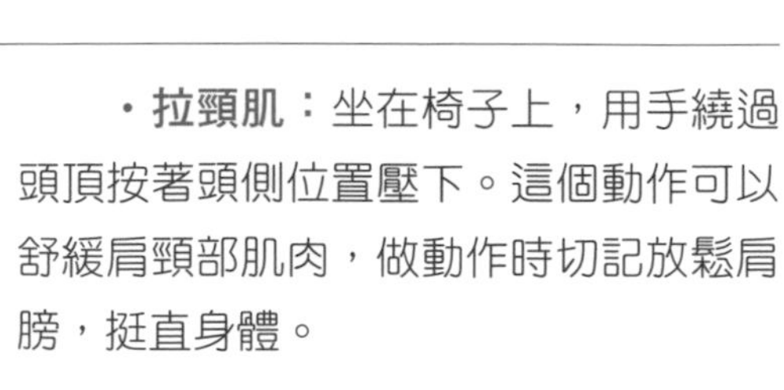

・**拉頸肌**：坐在椅子上，用手繞過頭頂按著頭側位置壓下。這個動作可以舒緩肩頸部肌肉，做動作時切記放鬆肩膀，挺直身體。

③ 用彈力帶預防下肢深靜脈血栓的舒活健身操

彈力帶是一種易於攜帶，且使用簡單、方便的小型體能鍛煉工具，不管是在家或出差時健身訓練，都十分有效。

彈力帶的阻力來源主要是以其伸展程度為基礎而變化的，彈力帶彈性阻力訓練是一種十分特殊的阻力訓練，在運用彈力帶訓練時，使用者基本上在任何位置及姿勢，都能訓練到全身大部分的肌肉，訓練時很方便，也很有效。

以下介紹幾項容易進行的彈力帶舒活健身操：

1.踩煞車樣的運動

人坐在椅子上，屈膝，伸直小腿，兩腳併攏平放於地面，將彈力帶的中段放置於雙足底，雙手分別緊握彈力帶的兩端手把，並拉緊彈力帶，然後雙腳稍用力向前施行，像是用腳行開車時煞車樣的動作，持續進行這個動作2～3分鐘。

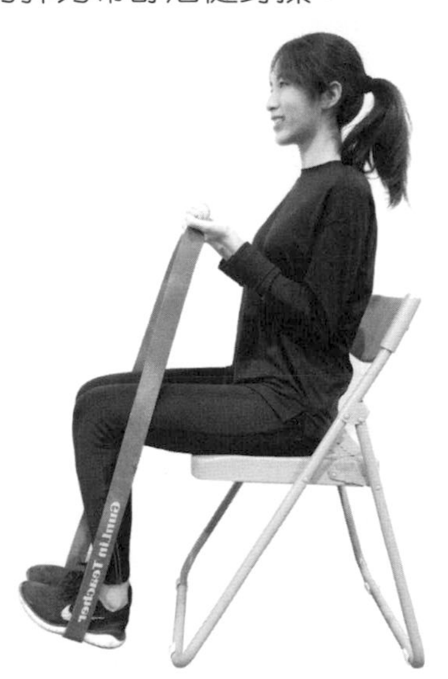

2.雨刷擺動樣的運動

坐姿，如同上述持彈力帶樣，雙足的前半部分抬起，施行像汽車前擋風玻璃雨刷刮除雨水左右擺盪的動作，持續進行這個動作2～3分鐘。

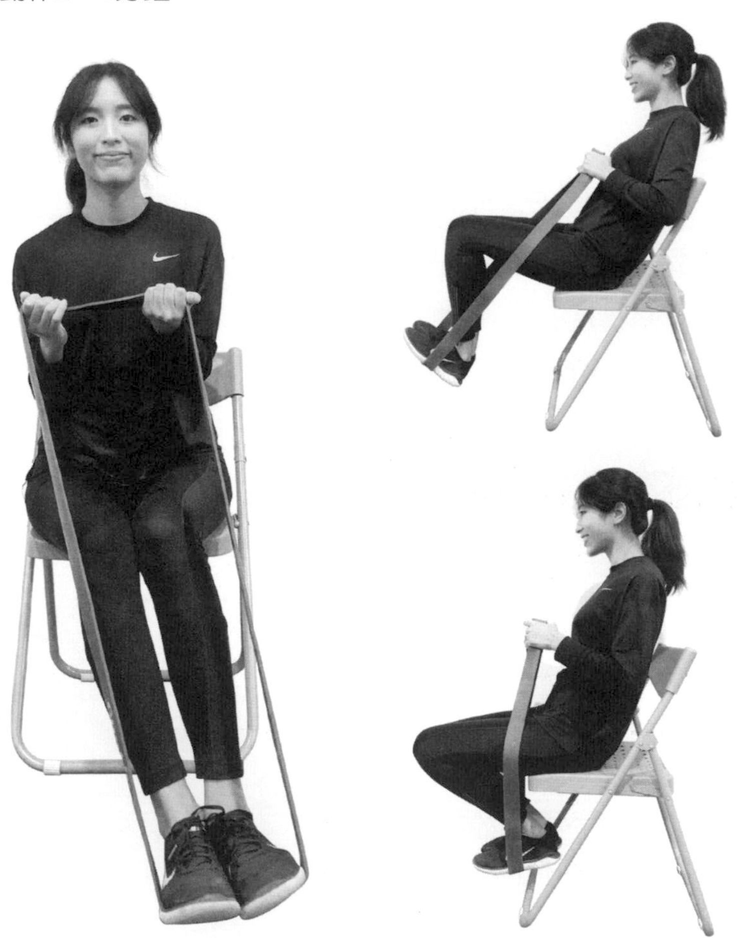

3.盪鞦韆樣的運動

坐姿和彈力帶持法同上述，但做這動作時座椅位置需稍高，使雙腳能懸空，然後將懸空的雙腳做像小兒盪鞦韆樣的運動，即雙腳懸空、前後擺動，持續進行這個動作2～3分鐘。

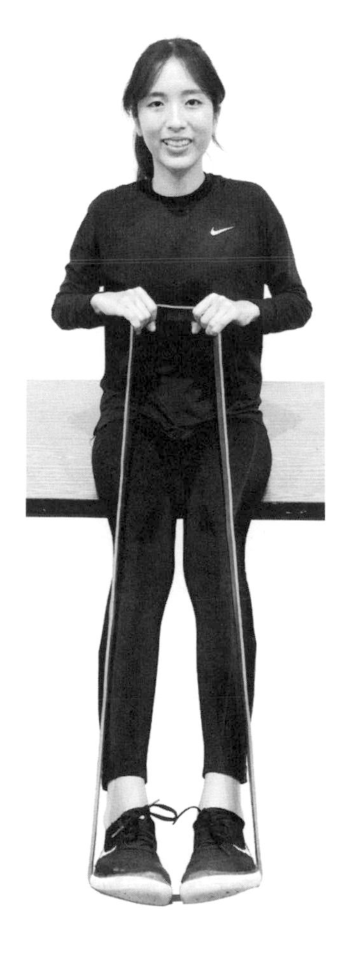

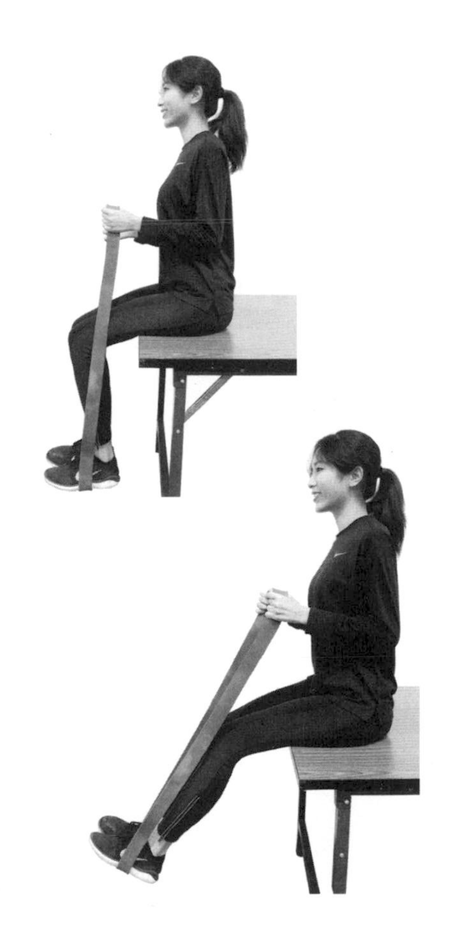

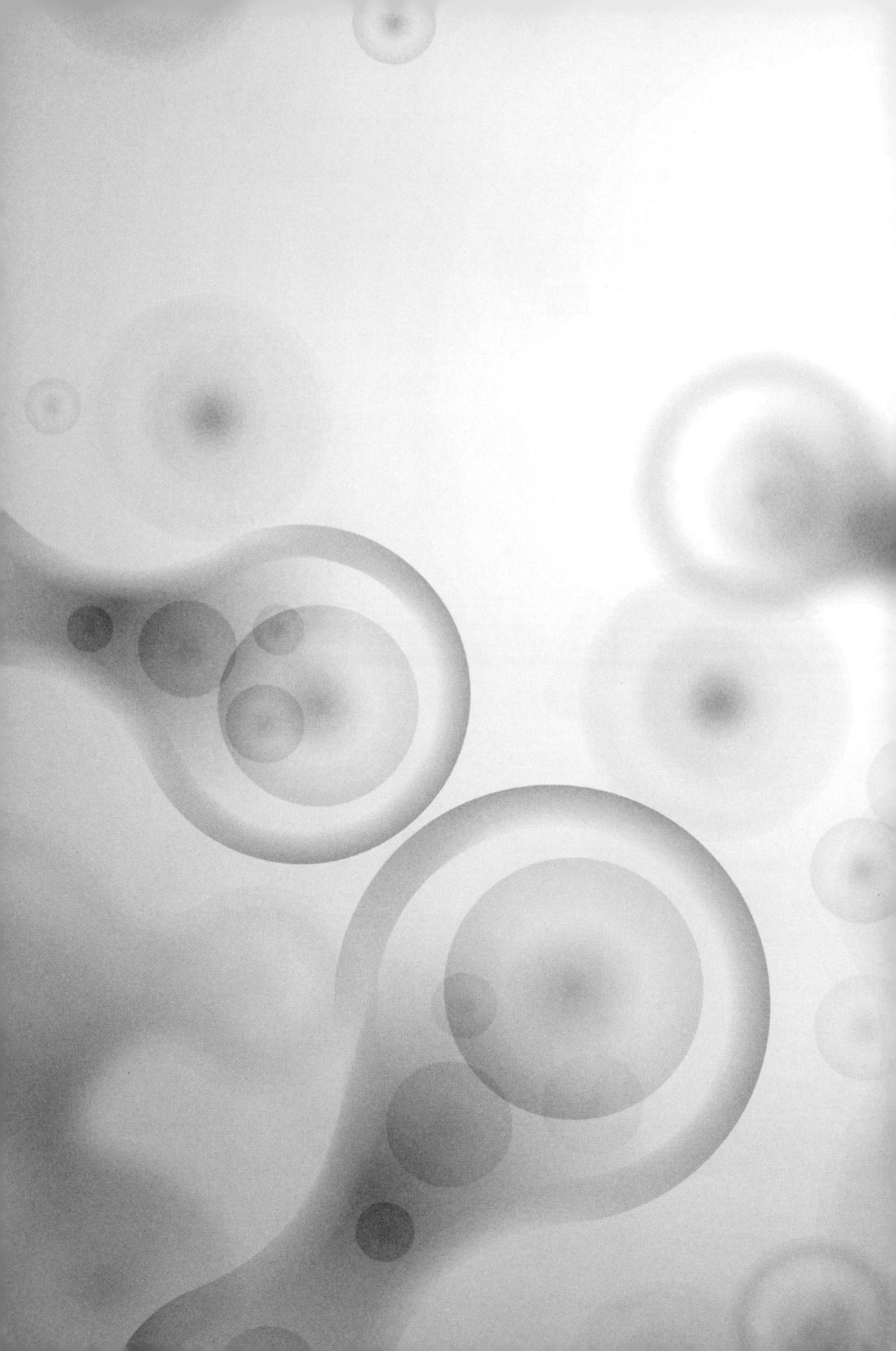

第五章

要走路，不要跑步

走路既簡單易行，強身效果又好，不論男女老少，什麼時候開始這項運動都不嫌晚；國際衛生組織（WHO）將走路定義為「世界上最好的運動」。研究表明，溫和的健步行走，有神奇的抗衰老功效，成年人只要堅持規律地行走超過12周，就會達到體態端正、腰圍變細的效果，而且能使身體結實，不易疲勞；此外，走路還可以治療頭痛、腰痛、肩痛等，並可以改善睡眠。

專家建議，健康成年人應每天步行鍛鍊，並作為一種規律性的終生運動方式。

❶ 正確的走路姿勢

1.抬頭挺胸、背部打直，放鬆

- 下巴突出，頭抬高，這樣可以集中注意力。
- 兩肩自然向後拉，這樣可以讓肺部吸入更多空氣。

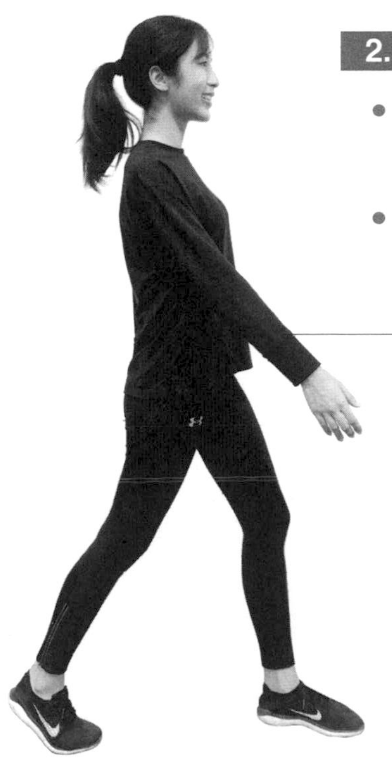

2.膝蓋伸直

- 上身要稍向前傾，後腿蹬，使大腿帶動小腿。
- 重心應放在後腳大拇趾趾根附近區域，而不是腳跟。

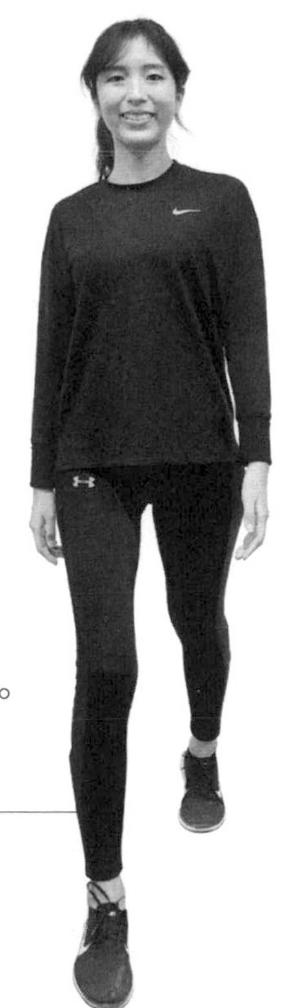

3.腳邁向正前方

- 儘量伸直，或邁步，腳尖指向正前方。
- 不邁八字步。

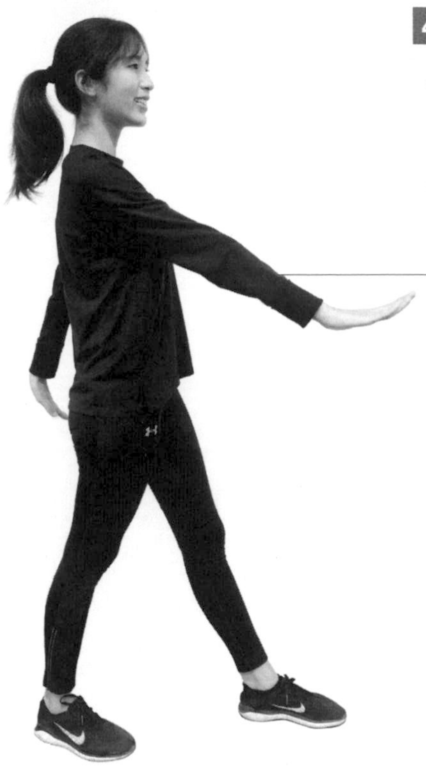

4.自然擺臂

- 雙臂自然下垂，擺臂時一定要上下臂一起擺動。
- 掌心向下，指尖向前，手指儘量向上翹。

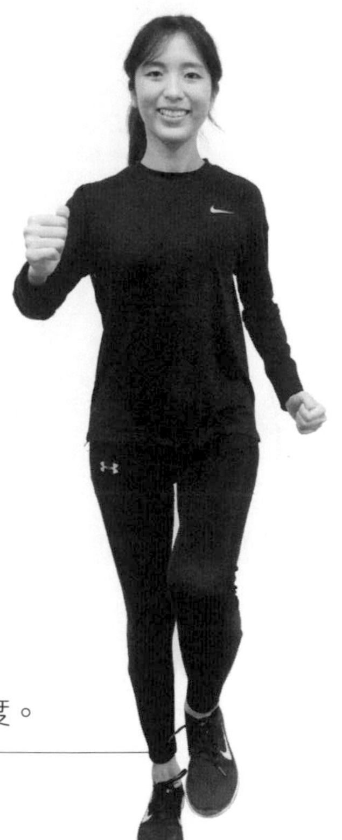

5.做好運動前的準備

- 伸拉身體或原地小跑5～10分鐘。
- 活動一下各處關節，以增加靈活度。

② 步行的12種驚人效果

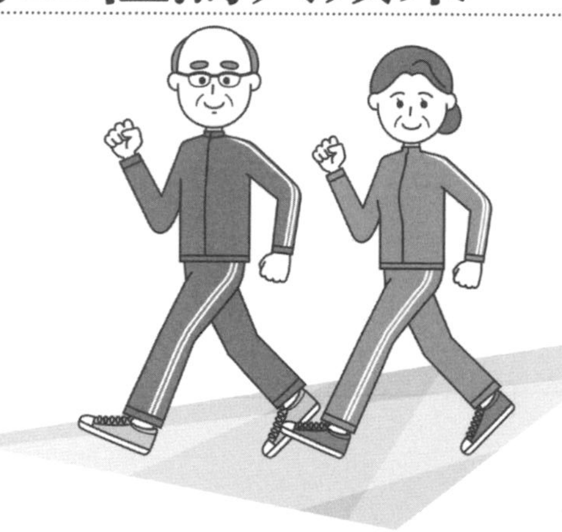

步行的好處非常多，以下列舉12種步行對於健身的驚人效果：

1.步行能增強心臟功能，使心臟搏動慢而有力。

2.步行能增強血管彈性，減少血管破裂的可能性。

3.步行能增強肌肉力量，強健腿腳、筋骨，並能使關節靈活，促進人體血液循環和新陳代謝。

4.步行可以增強消化腺的分泌功能，促進胃腸有規律的蠕動，增加食欲，對於防止高血壓、糖尿病、肥胖症以及習慣性便秘等，都有良好的作用。

5.在有新鮮空氣的戶外步行，能使大腦思維活動變得清晰、靈活，可有效消除腦力疲勞，提高學習和工作效率。據有關專家測試，每周步行三次，每次1小時，連續堅持4個月者，與不喜歡運動的人相比，前者反應敏銳，視覺與記憶力均佔優勢。

6.步行是一種靜中有動、動中有靜的健身方式，可以緩解神經肌肉緊張，據專家測定，當煩躁、焦慮的情緒湧上心頭時，以輕快的步伐散步15分鐘左右，即可緩解緊張，穩定情緒。

7.堅持定時步行，可消除心臟缺血性症狀，或降低血壓，使人體消除疲勞，精神愉快，緩解心慌、心悸。

8.步行可減少三酸甘油脂和膽固醇在動脈壁上的聚積，也能減少血糖轉化成三酸甘油脂的機會。

9.步行能減少人體腹部脂肪的積聚，保持人體的形態美。

10.步行能減少血凝塊形成，降低心肌梗死的可能性。

11.身體分泌過多的腎上腺素會引起動脈血管疾病，步行能減少激素的產生。

12.步行、減少開車，可保護環境，消除廢氣污染，且對強健身體及提高身體免疫力、減少疾病、延年益壽等，也有積極的推動作用。

③健步行走有抗衰老功能

人體的肌肉有三分之二集中在下半身，人一到60歲，肌肉就會開始鬆弛萎縮，這時，上肢肌力雖還能保有年輕時的八成力量，但下半身力量就只剩下四成。最近包括美國、以色列的科學家們都發現，溫和的健步行走具有神奇的抗衰老功效，研究指出，規律的健走可有效鍛煉身體的以下部位：

頭腦：促進腦部釋放內啡呔，使心情愉快。

肺部：增加肺活量，降低嗜菸者對吸菸的渴望。

背部：能加強背肌力量，且對背部傷害較小。

腿部：行走相當於對骨骼進行重量訓練，能明顯增強腿部骨骼和肌肉力量。

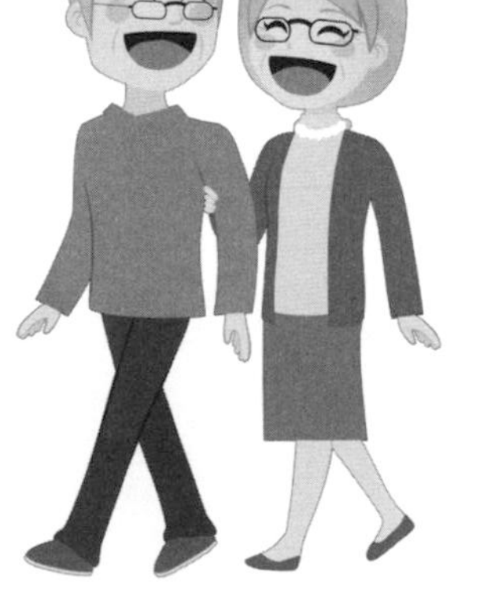

4 行走能治病

現代運動科學的新發現，給健走鍛煉方式提供了更多吸引人的亮點。研究指出，步行能增強臟器的功能，改善機體的新陳代謝，且步行能降低罹患某些疾病的風險。

1.以色列科學家阿列亮斯・奧辛斯基博士，經過18個月的研究指出，堅持走路，男性就不需要「偉哥」。他發現男性下肢運動神經與掌管性功能的勃起神經有密不可分的關係，成年男性每天行走4公里，一周做3次的行走鍛煉，對性功能障礙（ED）有67%的療效。

2.據《新英格蘭醫學期刊》的最新報導，成年人每周步行3小時以上，可以降低35%～40%罹患心血管疾病的風險。

3.美國《自然》雜誌的最新報導指出，60歲以上的人，一周3天，每次步行45分鐘以上，可預防老年癡呆，一周步行7小時以上，可降低20%罹患乳腺癌的機率，且對二型糖尿病有50%的療效。

4.2019年5月《美國醫學會》雜誌發表了一篇對1.8萬名美國老年婦女（平均年齡72歲）的研究報告，其結論是**步行的確有益健康，它能有效降低死亡風險，且每天的行**

走量每增加1000步，死亡率就降低約15%，在每天步行數量達到4400步時，死亡率出現了顯著下降，與每天步行2700步的人相比，死亡風險降低了大約40%；**每天行走愈多，死亡風險就愈低**，直到達到每天行走7500步時，死亡風險不再下降，也不上升；研究也指出，行走速度的快慢與死亡率高低無關。結論是，**老年人每天步行7500步，對於健康長壽是最有利的**。

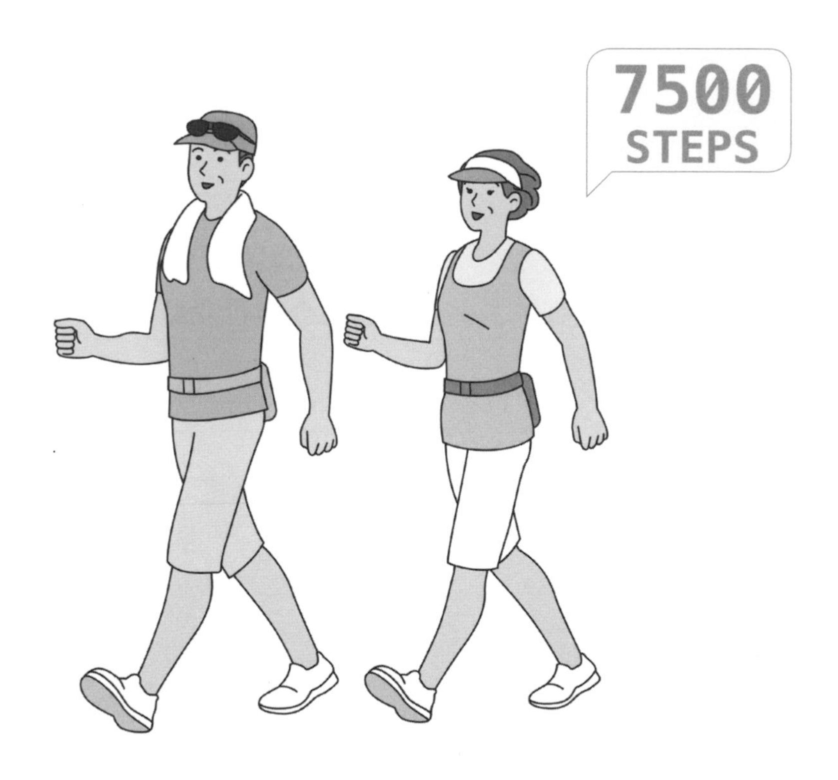

⑤怎樣才能正確健步走？

健走是介於散步和競走之間的一種步行鍛煉方式，如果走路的姿勢不正確，會對身體產生損傷，正確的健步走應該包括以下三大要素：

1.雙手用力擺

科學健身專家提醒健行者，首先要審視自己平時的走路習慣，用以改掉不良的部分。比如有人走路時為了舒服，喜歡駝著背、背著手，這都是不對的，正確的健走一定要把脊柱挺直；此外，一般人平常走路時不太重視四肢的用力方式，但在健走時一定要把手的擺動加進來，**雙臂的擺動會牽動全身肌肉的運動，對周身的血液循環有極大的好處及幫助。**

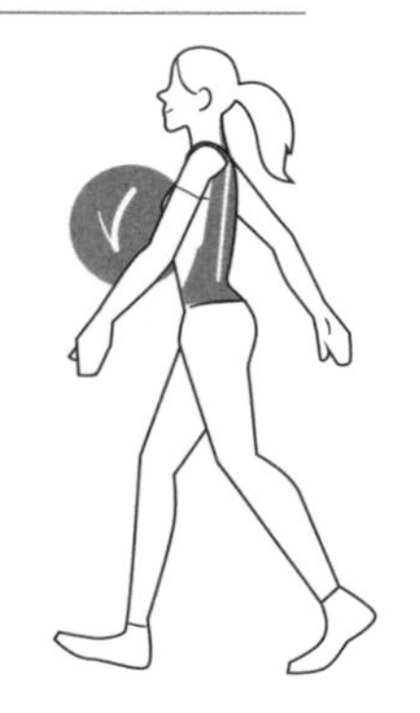
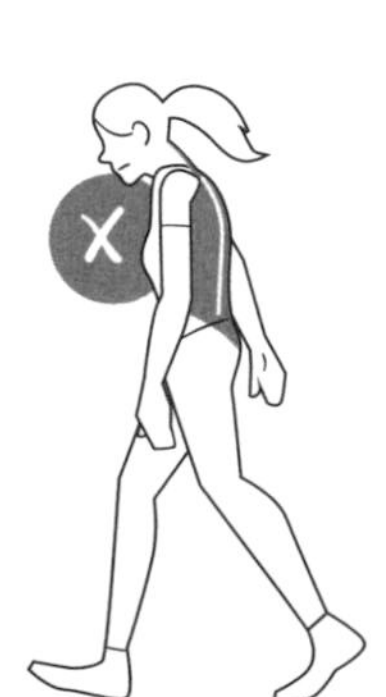
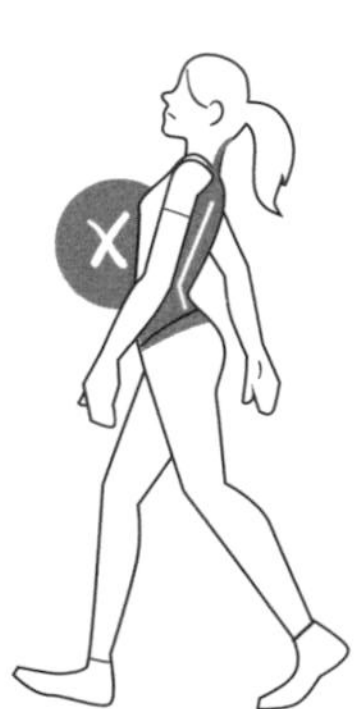

2.注意節奏感

大步走的同時，還要注意節奏感，**節奏感強，呼吸才能平穩，才能舒暢**。有節奏的健走對於心肺功能的改善有很大幫助，一個有效的方法是在進行健走時哼唱有節奏的歌曲，如雄赳赳氣昂昂的軍歌，因為這類歌曲的節奏就是為步行而設計的，所以這對於培養健走鍛煉的節奏感是很有幫助的。

在調節呼吸的方法上，具體的做法就是在健步走時採**前三步吸氣、第四步時呼出吸進的氣體**，這樣反復進行，其實就是我們常說的有氧運動。

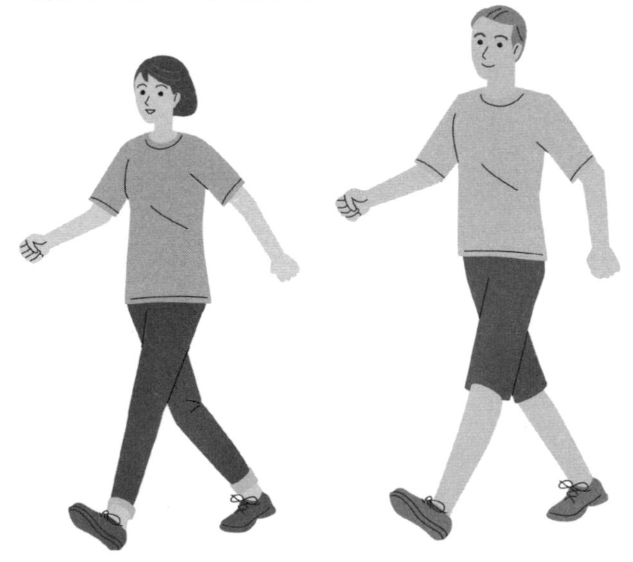

3.走法因人而異

年輕者，每百公尺90步，每日萬步

強度： 對男性來說，一般要求每百公尺約90步走完，步伐盡量邁大，但動作不要快，根據自身的情況，每天堅持走5000～10000步，固定時間、固定運動量。

適宜人群： 年齡層較低的健身愛好者。

年長者，前後快慢結合交替走

速度： 因人而異，比自身正常的步速快一點即可。

強度： 先做3～5分鐘的慢走，以使氣血充盈，加強身體的協調性及反應能力，避免運動中的關節損傷；接下來進行5分鐘的快走，全部時間控制在30～40分鐘之內，年齡稍大者更應控制運動強度。

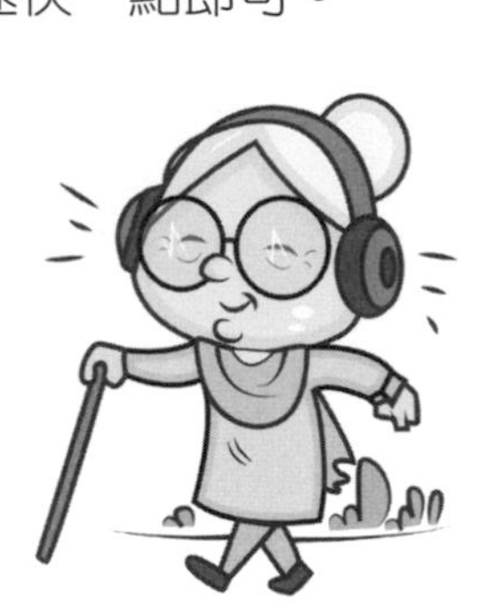

適宜人群： 下肢力量和關節不太好的健身愛好者。

⑥常見的四種錯誤走法

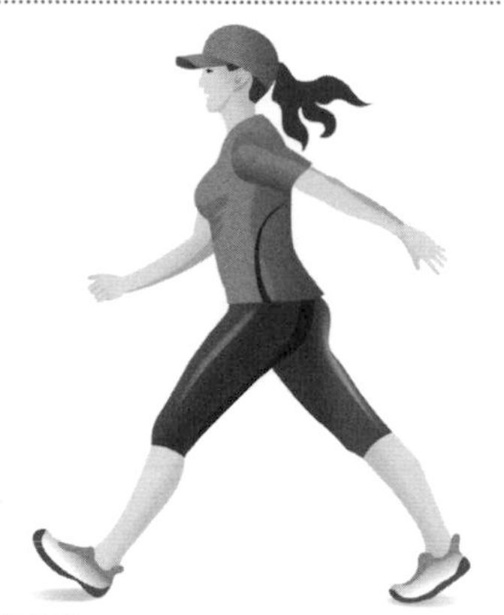

健步走雖然簡單，但如果方法不對，可能會引來反效果，以下說明常見錯誤的健走方式：

1.健走時腳拖地，不能邁開步子

健走時每一步都應該確確實實，腳步拖沓會使人覺得不夠精神，也會因此邁不開步伐，這會影響健走時對於腿部肌肉的鍛煉。

2.健走時沒有配合雙臂擺動

雙臂擺動既能帶動上半身的肌肉活動，又能幫助保持身體平衡，雙臂擺動還要有一定的節奏，這種節奏要和腳步節奏相符。

3.喜歡在有坡度的地方健走

爬坡、下坡對膝關節的損傷較大，健走最好還是選在

平地進行，而且應該是在硬質路面上，草地和土地都不適宜，在這些地方健走比較容易出現運動傷害。

4.姿勢過於僵硬

健走時太過於注重姿勢，反而不會走了，如果沒有不良的步行習慣，用自己平時最熟悉的方式進行鍛煉，就可以取得不錯的健身效果。

7 正確健步走的準備工作

健步走雖然是一種非常安全的健身運動項目，但是如果不能很好的把握其鍛煉方法和要領，同樣也不能達到應有的健身效果，甚至可能會產生一定的副作用，因此，如果選擇長期以健步走來鍛煉身體，方法及觀念一定要正確。

健步走前的準備工作如下：

1.選一雙合腳的軟底運動鞋，如果是專門的跑鞋更好，這樣可緩衝腳底的壓力，以防止不太運動的關節受到傷害。

2.穿一套舒適的運動服裝，這樣能使心情及身體放輕鬆，讓自己從繁忙、緊張的工作中走出來。

3.準備一壺溫開水，可適當加一些糖或鹽，因為開水能生津止渴，糖、鹽可防止流汗過多，而引起體內的電解質失去平衡。

4.選擇一條合適的運動路線，可以是公園小徑、學校操場、住所附近，甚至是上下班的途經小路。在運動中，人體的耗氧量會增加，如果空氣不好，甚至有汽機車、工廠廢氣等污染物，反而會使運動效果適得其反，所以**健步走的路線應該是人流量少、通風、空氣好，最好是離汽機車路線愈遠的地方愈好**。

5.健步走的時間要恰當，**鍛煉的時間最好選在每天早上太陽升起之後，下午3時是最佳的鍛煉時間**，健走運動不能等同於平常的走路、散步或逛街，每周至少要鍛煉3次，並且每次不能少於30分鐘。

6.健走走得太隨意不能達到健身的目的，開始健走前一定要做一些暖身活動，例如輕輕壓一壓肌肉韌帶，做一些下蹲拉伸的運動等，以使自己的心臟和肌肉進入運動狀態。

最後還要提醒你，健步走時步幅應略大、挺胸、收腹、目視前方，上半身略向前傾，雙臂自然在身體兩側擺動，注意力集中，呼吸自然均勻，且健走開始後不能隨意停下，直到鍛煉結束才可停止。

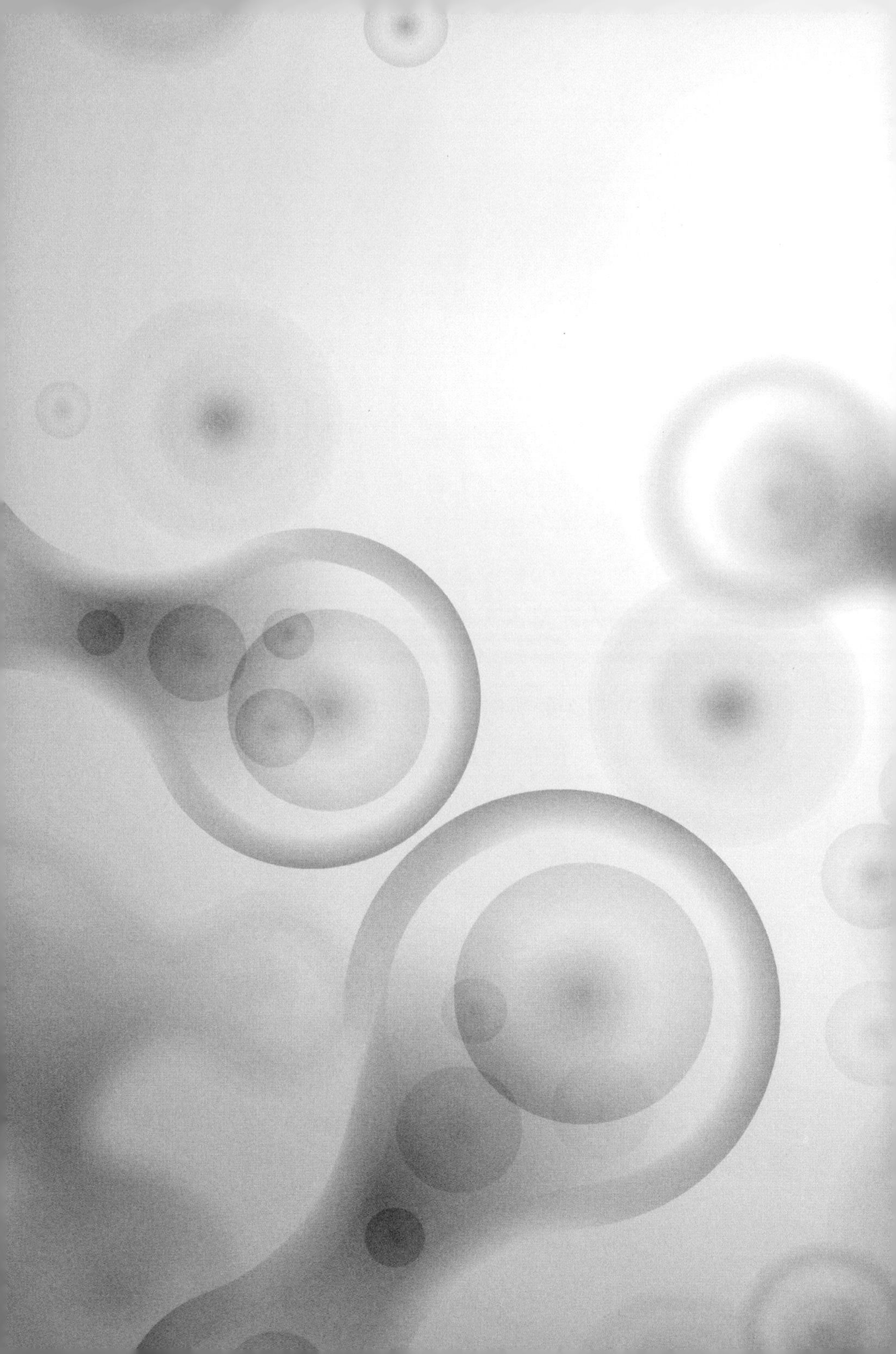

第六章

有關深靜脈血栓和肺梗塞的常見問答

單肢腿腫是深靜脈血栓形成非常重要的臨床表現之一，它的極嚴重的併發症是肺梗塞，兩者的一些常見問題，解答如下。

Q1 得了深靜脈血栓，腿腫什麼時候才能消退？

A：放眼古今中外有關身心健康的論著中，都認為腿腫是一件很嚴重的事情，甚至認為是得了重症的象徵，現代的醫學衛生知識也確實證明，腿腫會發生在許多疾病，其中包括心、肺、肝、腎、內分泌，以及血液等系統，可是在明確為下肢深靜脈血栓的患者，腿腫僅是它的一種表象，是因它所引起的一種結果。對於有深靜脈血栓的患者而言，腿腫本身是次要的，重要的是深靜脈血栓導致的肺梗塞和其他臟器的損壞，但由於醫學科學日益精進，部位高度腫脹造成壞死的病例現在已經是非常罕見。

當患者即時進行了溶栓治療，血栓溶解之後，或者慢性靜脈血栓患者側支循環建立之後，患者的腿腫會逐漸減輕，可是無法很快就完全消失；此外，其他的一些因素也會影響症狀改善的時間，包括病後開始治療的早晚、藥物製劑的選擇及使用的劑量、對患者療效的差異，以及血栓的大小和範圍的大小等，都會影響患者腿腫恢復的時間。

Q2 已經用抗凝藥物治療血栓了，為什麼腿還是愈來愈腫？

A：下肢深靜脈血栓形成後，血栓不會靜止不動固定在原處，血栓蔓延擴展是所有血栓性疾病的基本過程，給患者抗凝治療後，血栓擴展得到某種程度的控制，但是因患者病因和體內凝血物質狀況的不同，所以在一定階段，有的患者下支腫脹還會持續加重，甚至少數患者病情會出現反反復復的情況，個別原來就有多種疾病的患者，病情可能會持續加重，甚至發生其他臟器的病變以及組織壞死，是心、肺、肝、腎功能不良的一系列表現，嚴重者可能會出現臟器功能衰竭。

Q3 我原來是右腿腫，為什麼現在左腿也出現腫脹的情況了？

A：在深靜脈血栓的治療過程中，某些患者的病情仍然會繼續發展，因為血栓的形成如上所述，受到多種因素的影響，當下肢靜脈血栓延伸到下腔靜脈，或者對側的靜脈也發生血栓時，就會導致雙下肢水腫，此時應該用血管彩色超音波儀檢查下腔靜脈，雙側髂靜脈以及對側下肢靜脈，以便能明確診斷。

Q4 血栓治療後我的腿腫改善了一段時間，為什麼今天又腫得厲害了？

A：血栓的形成呈一個連鎖反應的過程，開始時僅僅是一個非常小的血栓，然後逐漸增大，並蔓延擴大，治療血栓的方法主要是控制其連鎖反應的過程，對某些患者採用消除血栓的治療方法，某些患者由於體內解剖異常，血液內組成成分異常等因素的影響，血栓有時會出現反復異常的表現，在這種情況下，患者會發生腿腫改善一段時間、又加重一段時間的臨床表現，而且有少數患者出現上述情況，但找不出明顯的成因，此時可進行靜脈彩色超音波儀檢查，查血栓指標，必要時進行更多項的血液指標檢查，以便找到可能的原因，在治療過程中還要適當調整藥物的使用劑量，以取得應有的療效，又不至於出現明顯的副作用及出血的風險。

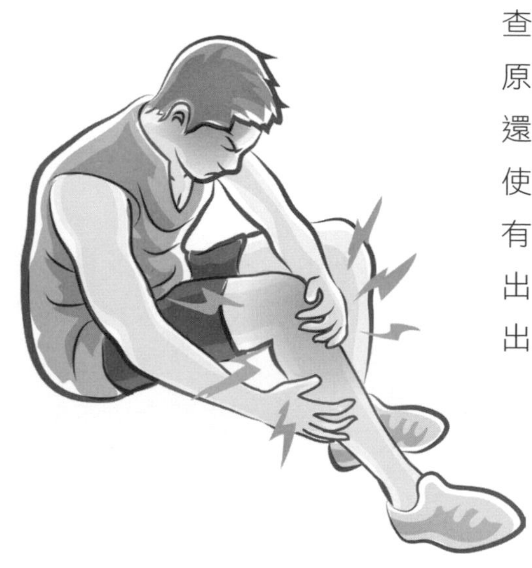

Q5 腿腫經過治療後好多了，可下床活動後下肢水腫又出現，這是為什麼？

A：深靜脈血栓會影響下肢靜脈的功能，有的可導致靜脈瓣膜的破壞，在這種情況下，即使下肢的靜脈血栓已經用溶栓劑治療了，使得靜脈雖然通暢無阻，但也會發生下肢水腫的臨床表現，通常是直立行走時出現，長時間站立時尤其明顯，平臥時可改善，患者需要持續服用改善靜脈功能的藥物，採用物理療法和運動療法等綜合措施，以減少深靜脈血栓後綜合症的發生，對某些患者則控制其相關的症狀，避免以後出現慢性靜脈相關疾病，甚至是後期的肢體潰爛。

某些患者的下肢靜脈瓣膜功能不全，其中多數起因於深靜脈血栓後綜合症，它的臨床表現主要是下肢靜脈高壓的一系列表現，如下肢疼痛、沉重、水腫、色素沉著、靜脈曲張、皮膚脂質硬化、潰瘍等，臨床發生率約為20%～50%不等。

Q6 我已確診患有下肢深靜脈血栓，可醫師總是問我有無心慌、氣短、胸悶、咳嗽等心肺方面的症狀，這是為什麼？

A：下肢深靜脈血栓不僅僅是腿腫的問題，也不僅僅是時間長了造成下肢壞死的問題，更嚴重的是它可能引起肺梗塞，少數患者甚至可發生突發性心源性猝死，所以醫師問你是否有心肺方面的症狀，是要你注意有無更危險情況發生的可能性，如有可疑之處，則應做進一步的檢查，以便即時發現，即時得到精準的處理，以免危及生命安全的事情發生。

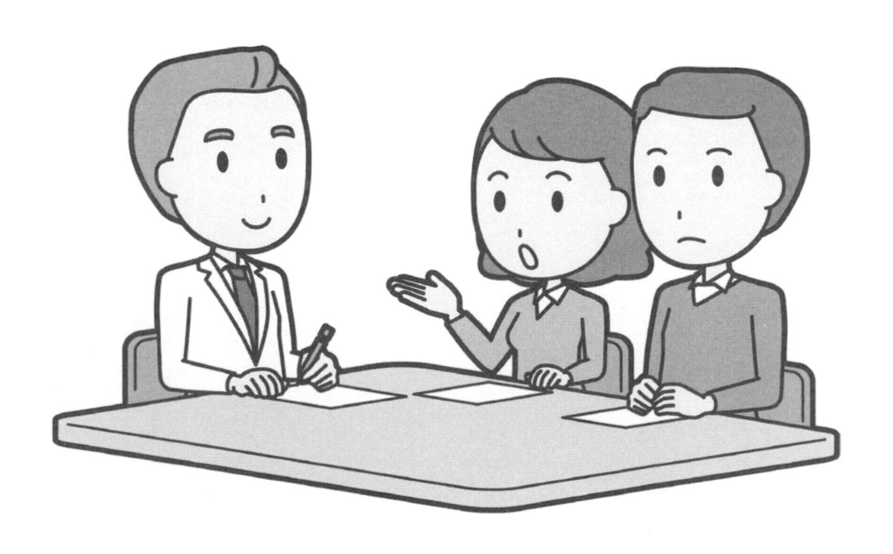

Q7 肺栓塞可以預測嗎？

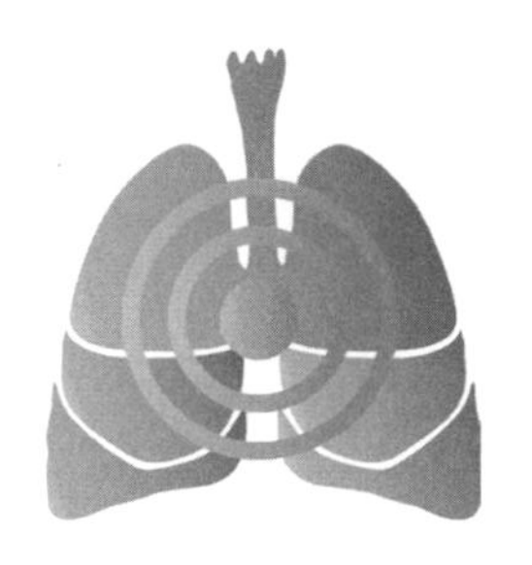

Ⓐ：下肢靜脈的血栓，也包括上肢、頸部等部位的血栓，如果因某種因素脫落進入血液，則可隨血液流入心臟的右心房、右心室，進一步進入肺動脈，引起肺梗塞。根據血栓脫落的栓子的大小不同，肺梗塞的部位、嚴重程度，預後也各不相同，如果脫落的栓子很大，隨血流流至肺動脈主幹，或左右肺動脈的分叉處即被阻擋而阻塞，則肺臟立即無血液供應，心臟也即時無血流，患者會立即發生休克，甚至死亡；如果栓子很小，或是細小而多個的栓子，則隨血流進入肺小動脈，或肺動脈末端的肺毛細血管而引起栓塞，在這種情況下，根據栓子的多少，其臨床表現、嚴重程度和預後也各不相同。

總而言之，**下肢深靜脈血栓已形成且未經治療的患者，高達40%～50%的人可能會發生肺栓塞**，患者若早期進行抗凝治療，肺栓塞的發生率可降低至4%左右，但不能完全消除發生肺栓塞的風險；此外，以今日的醫學科技，即使是醫務人員也不可能準確判斷哪些患者會發生肺栓塞、何種程度，和何時發生？

Q8 經醫院檢查證實是小腿靜脈血栓，據說這裡的血栓是小血栓，不會發生肺栓塞，是真的嗎？

A：小腿深靜脈血栓的治療效果要比大腿深靜脈血栓好得多，但是，大約有三分之一小腿深靜脈血栓的患者可發展為大腿深靜脈血栓，大約10%會發生肺栓塞，所以即使是小腿深靜脈血栓形成也不能輕視它，應該引起足夠的重視，應及時診治，以免發生不良後果。

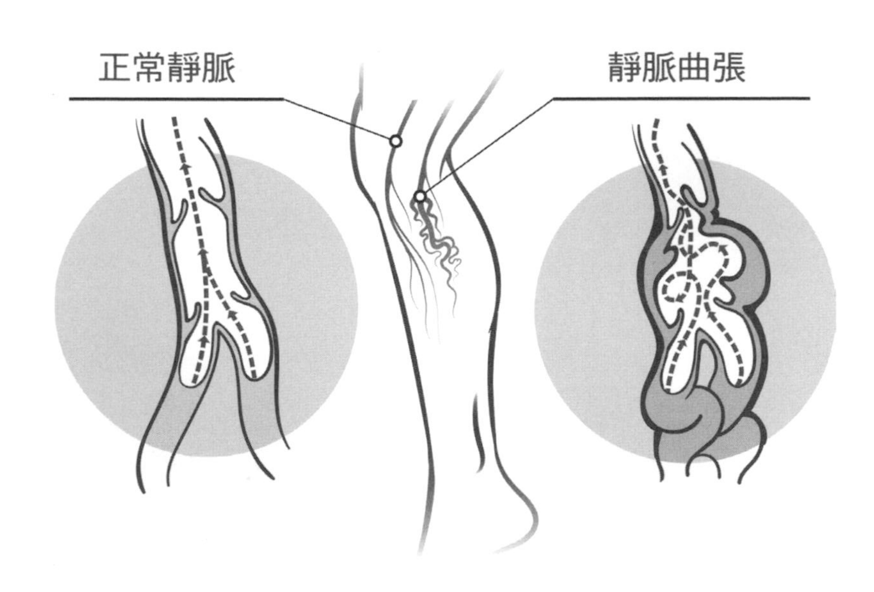

Q9 同事們說，久坐不動會發生深靜脈血栓，甚至會發生死亡率很高的肺栓塞，是真的嗎？

Ⓐ：肺梗塞是一種十分危急的心血管急症，在以往，當患者發生嚴重呼吸困難時，在醫務人員進行排除式的診斷程序後，患者最後才能獲得確診，這時患者往往已經是心肺功能衰竭，約三分之一的人在2小時之內死亡，甚至有少數患者突然發生心跳驟停死亡也沒有得到明確診斷，待患者因為要明確死因進行屍體檢查時，才獲得肺栓塞的診斷。

隨著醫學科學技術的發展，醫學衛生知識的日益普及，對於深靜脈血栓形成以及肺栓塞的科普知識也不斷在人群中得到提高，在發生心慌、心悸、氣短、呼吸困難、咳嗽等表現，甚至於沒有典型的症狀時，已獲得肺栓塞診斷的個案並不少見，使這些患者得以進行及時且正確的治療，致使目前整體死亡率已下降至1%，但是對於某些複雜性的肺栓塞，特別是一些老年人，當肺栓塞復發時，其死亡率有時可高達三分之一以上，所以復發性肺栓塞，尤其是老年患者應特別重視，即時給予認真仔細精確的處理和治療是極為重要的。

Q10 一發現深靜脈血栓就應該去醫院住院治療嗎？

Ⓐ：是的，一旦發現深靜脈血栓就應該去醫院就診，急性期應該在醫院裡且在醫護人員嚴密的監測下治療，這時的治療目的是控制血栓的發展，降低肺栓塞的發生率，以減少相關臟器的損害，須知深靜脈血栓的範圍，遠遠大於引起心肌梗死的冠狀動脈血栓，而且血栓溶解的速度也遠遠慢於引起心肌梗死的血栓的速度，住院期間一次就能使血栓完全溶解的患者不到三分之一，所以極大多數患者出院後，還要在醫師的指導下持續抗凝治療6～9個月，而且一年的靜脈再通率也只能達到70%，所以深靜脈血栓的溶解治療，必須持長期治療的決心，有些患者需要終身服藥，以保持良好的身心健康。

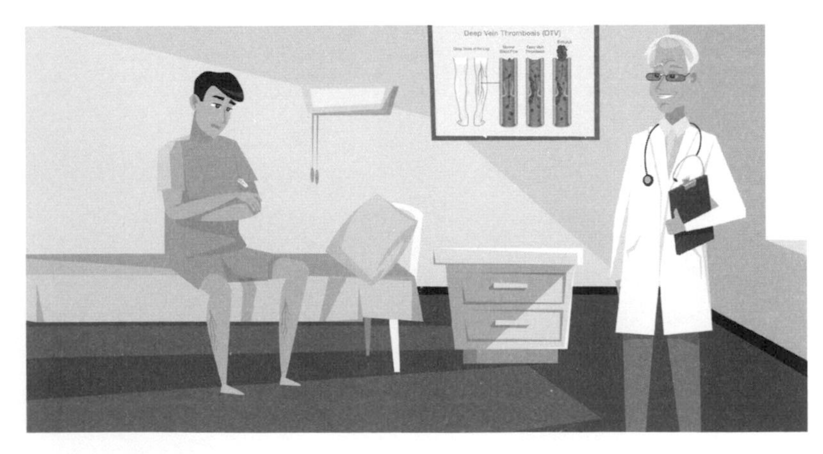

Q11 我的朋友告訴我，他已住院治療2周了，可是血栓情況還是未見改善，這是什麼問題？

Ⓐ：這是因為不同的患者，他們體內的凝血狀態、血栓形成的結構機理、以及對抗血栓藥物的敏感性，都是不同的；此外，患者耐受抗血栓藥物的程度也各不相同，所以治療深靜脈血栓的療效也各不相同，有快有慢，多數患者住院治療10～14天後，仍需要進行長時間的抗凝治療，使血栓慢慢地進一步溶解，才能讓靜脈恢復通暢，也就是讓靜脈的功能得到恢復，整個過程因人而異，是有差別的。

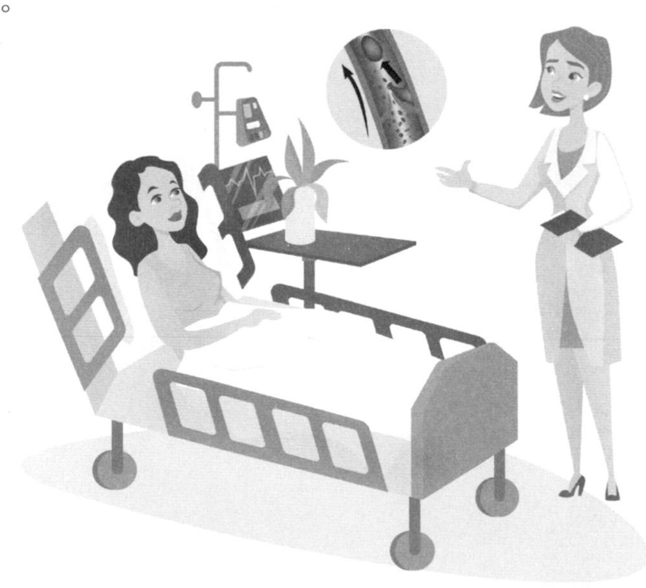

Q12 治療血栓的抗凝藥物有很多種，有些患者有抗凝禁忌，很多藥物不能用，什麼是抗凝禁忌？

A：所有抗凝藥物都有發生出血的可能性，這是一種危險的副作用，如果患者有容易引起出血的自身生理或疾病狀態，就不能使用抗凝藥物，這就是抗凝禁忌。患者在使用抗凝藥物前，應主動將您所存在的抗凝禁忌情況告訴你的主治醫師，以便他做出最佳的治療方案。

常見的抗凝禁忌症包括：消化道出血病史、活動性胃及十二指腸潰瘍、嚴重的肝腎疾病、難以控制的惡性高血壓、嚴重的血小板減少症或是病史、近期有顱腦外傷、近期有脊髓損傷史、近期有腦部手術史、已知的腦動脈瘤病史、急性顱腦感染性疾病、有腦出血病史、嚴重的泌尿系統出血、嚴重的陰道出血等。

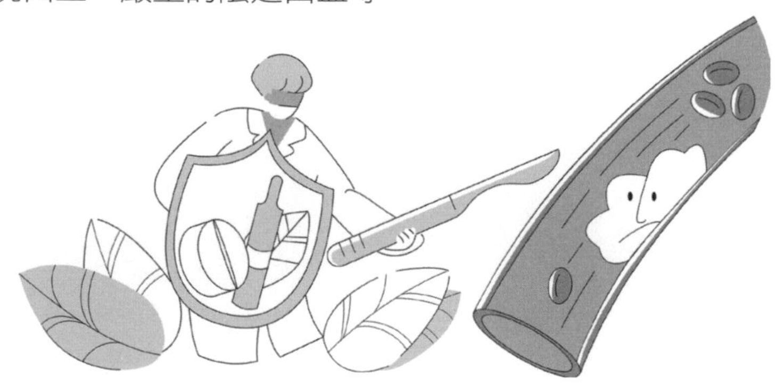

Q13 請問在使用抗栓藥物治療時，如果發生出血，多在什麼部位？

A：患有靜脈血栓使用抗凝藥物治療時如果發生出血，通常表現有皮膚瘀斑，較嚴重的會出現消化道出血，嘔吐咖啡渣樣胃液、嘔血、便血、黑便等，也可能出現血尿、咳血等，少數患者可能出現眼底出血、球結合膜下出血、口腔黏膜出血、舌出血等，罕見的病例是腦出血。

Q14 治療血栓時萬一發生腦出血怎麼辦？

A：發生腦出血的機率是相當低的，其風險在千分之八左右，在沒有抗凝禁忌症的人群中，哪些人會出現腦出血的情況，到目前也無法預測，如果患者懷疑發生了腦出血，必須馬上停用一切抗血栓藥物，應急赴醫療單位急診行腦部電腦斷層掃描（CT），以便明確診斷，如經診斷有腦出血，應即刻請神經內科醫師會診，以便獲得精準的處理，則可顯著降低死亡率。

Q15 使用抗凝藥物或溶栓藥物治療時為什麼要多次抽血檢查，甚至幾小時就抽血檢查一次？

Ⓐ：使用上述藥物治療靜脈血栓時，患者的凝血相關指標明顯延長，超出一定範圍時出血的風險就會顯著增加，所以需要定時抽血檢查，例如每6～8小時，或者12小時一次，或每周一次等不同的查血頻率。

要抽血監測的藥物有：普通肝素、法華林、尿激酶、鏈激酶、阿加曲班、纖溶酶、啟動劑（阿替普酶、瑞替普酶）等。

Q16 請問應用抗栓藥物治療時發生出血，還能不能繼續治療血栓？

Ⓐ：首先應該停止所用的藥物，然後根據出血的部位、嚴重程度、患者的病情等情況進行綜合分析，等到出血停止後，根據全面判斷，可酌情改變藥物種類，或改變所用藥物的劑量，某些患者則不能再使用抗栓藥物治療，這時根據患者個體情況，可考慮應用物理療法，甚至是進行手術治療。

Q17 深靜脈血栓的規範治療須採用多學科的綜合措施，大多數醫院都推薦到血管外科去治療，這是為什麼？

A：深靜脈血栓的形成，其原因很複雜，而且臨床表現差異很大，再加上用於治療抗栓藥物的種類繁多，因而涉及臨床各學科，在現代，各種治療方案都有專業化的學術背景，例如抗凝治療、全身性溶栓治療、經導管的直接溶栓治療、開放性的手術治療、下腔靜脈濾器置入、髂靜脈支架置入、物理療法，以及針對各種不同合併疾病的有針對性的各種療法等。基於上述原因，為了獲得根據患者的具體病情而採取安全有效、風險少的治療方案，使治療規範化，那麼就需要採用多學科的綜合治療。

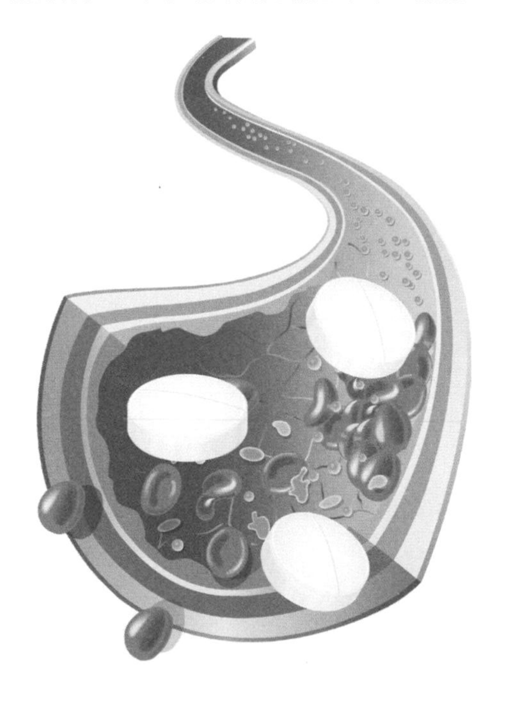

Q18 我的同事被醫師診斷為下肢深靜脈血栓，請問熱敷或貼藥膏有效嗎？

A：深靜脈血栓是靜脈血管腔內的疾病，任何靜脈血管外部的治療措施都不能消除血管腔內的血栓，所以熱敷或貼藥膏等體表的治療方法都是無效的。

深靜脈血栓發生後，經過一段時間可以出現部分自溶現象，如果自溶效果顯著，或者建立了側支靜脈，有了側支循環，下肢水腫可以有部分消退，腿腫的情況可以有所減輕，但這絕對不是外用藥或體表治療引起的效果，不能一味地認為是體表治療產生的效果。

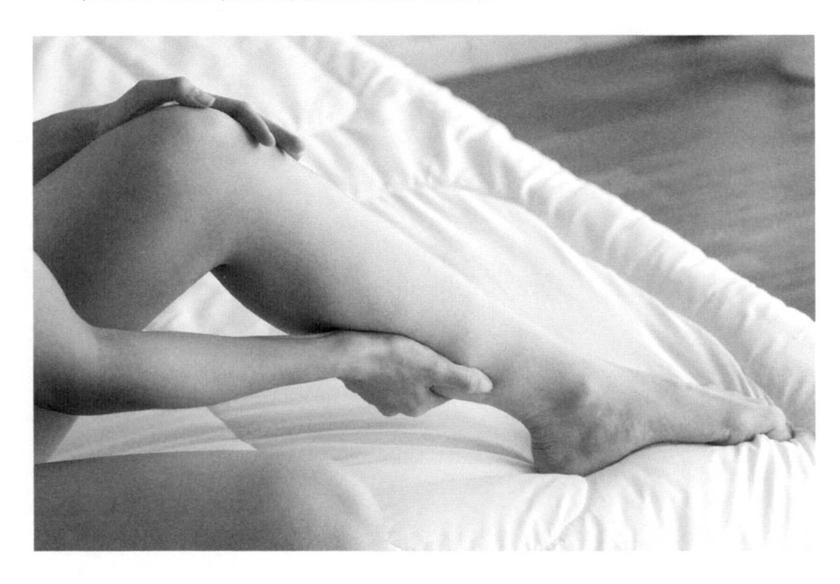

Q19 要預防下肢深靜脈血栓，坐長途飛機時該注意哪些事？

Ⓐ：在飛機上久坐不動，尤其是空間狹窄的經濟艙，易使靜脈血流回流受阻，新陳代謝率下降、體內水分滯留，就可能引起身體肢端部位腫脹，症狀可能是腳腫使得鞋子穿不進、腿腫使得褲子緊繃、手指頭腫脹使得戒指戴不下等，防治的方法如下：

1.搭機時最好穿著寬鬆的休閒服，避免穿緊身衣褲，如緊身牛仔褲等。

2.鞋子最好選擇比平常穿的尺寸大半號，因為即使下飛機後，腳腫仍可能會持續數小時之久。

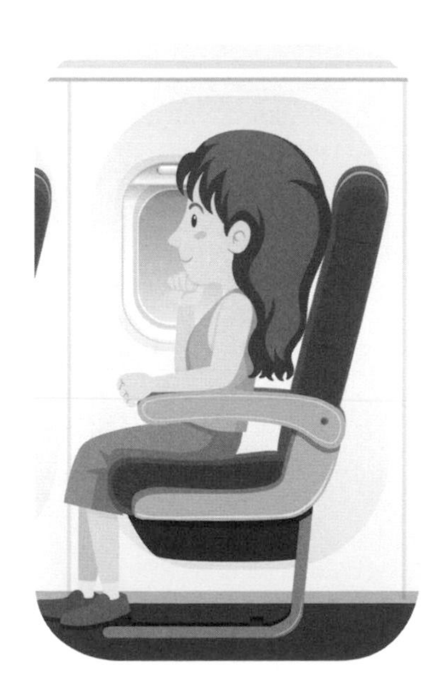

3.飛機平穩飛行時要多走動或按摩，多做保健操，這可加強身體的血液循環。

4.注意及時排尿，千萬不要因為廁所距離遠或怕打擾鄰座乘客而憋尿。

Q20 坐長途飛機時可以做哪些舒展的活動？

Ⓐ：以下介紹飛機座艙內可執行的舒展保健操：

1.頭部運動

第一個動作是閉目養神，其他動作要領如下：保持坐姿、雙眼微閉、拇指和食指捏握鼻樑，輕微用力按摩約30秒鐘，而後頭部稍微用力，帶動頭部以均勻的速度轉動，轉1～2圈後，再向反方向轉動1～2圈。這個動作可起到平

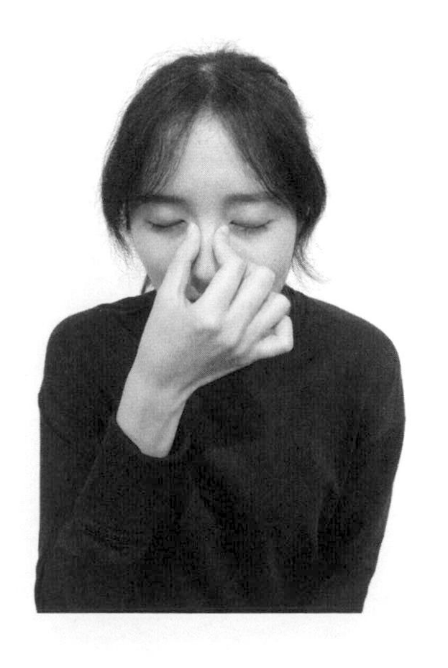
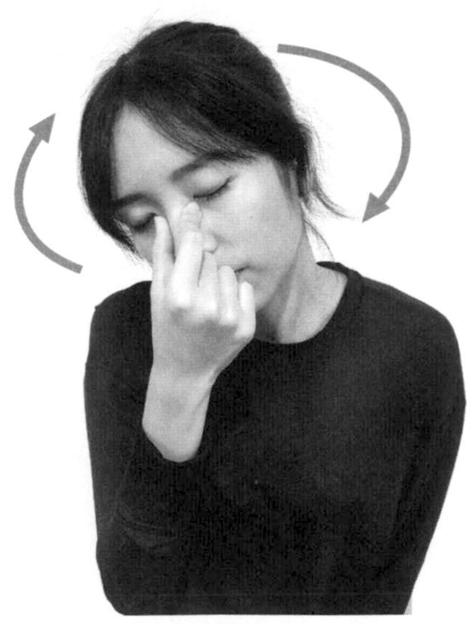

心靜氣，緩解焦躁心理和煩躁情緒的作用，也有消除眼部疲勞的效果。

2.腳部運動

- 踩剎車樣運動。
- 雨刷擺動樣運動。
- 盪鞦韆樣運動。

以上三個運動方法詳見本書第四章之舒活健身操內「三」中的第3、4、5（P55-57），在飛機座艙的座位上，只需要坐好身體，雙手扶著座位上的扶手即可進行，不須使用彈力帶。

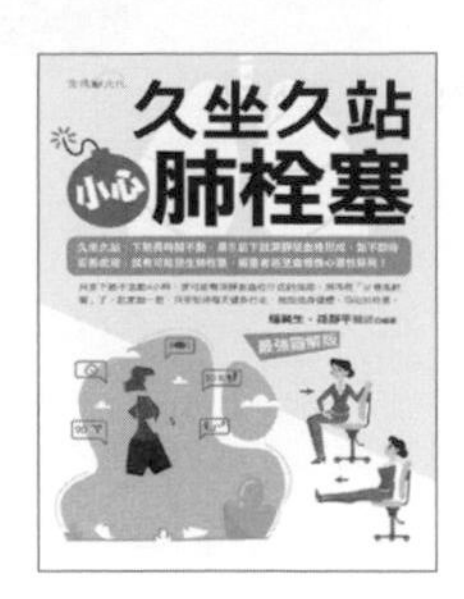

國家圖書館出版品預行編目資料

久坐久站小心肺栓塞 / 楊興生, 孫靜平編著.
-- 初版. -- 新北市 : 金塊文化事業有限公司, 2021.04
96面 ; 15x21公分. -- (實用生活 ; 57)
ISBN 978-986-99685-2-2(平裝)
1.肺血管疾病 2.保健常識
415.467　　110004744

實用生活 57

久坐久站小心肺栓塞

金塊文化

作　　者：楊興生、孫靜平
發 行 人：王志強
總 編 輯：余素珠
美術編輯：JOHN平面設計工作室
動作示範：張庭瑄
攝　　影：林冠綸

出 版 社：金塊文化事業有限公司
地　　址：新北市新莊區立信三街35巷2號12樓
電　　話：02-2276-8940
傳　　真：02-2276-3425
E-mail：nuggetsculture@yahoo.com.tw

匯款銀行：上海商業銀行 新莊分行（總行代號 011）
匯款帳號：25102000028053
戶　　名：金塊文化事業有限公司

總 經 銷：創智文化有限公司
電　　話：02-22683489
印　　刷：大亞彩色印刷
初版一刷：2021年4月
定　　價：新台幣220元

ISBN：978-986-99685-2-2（平裝）

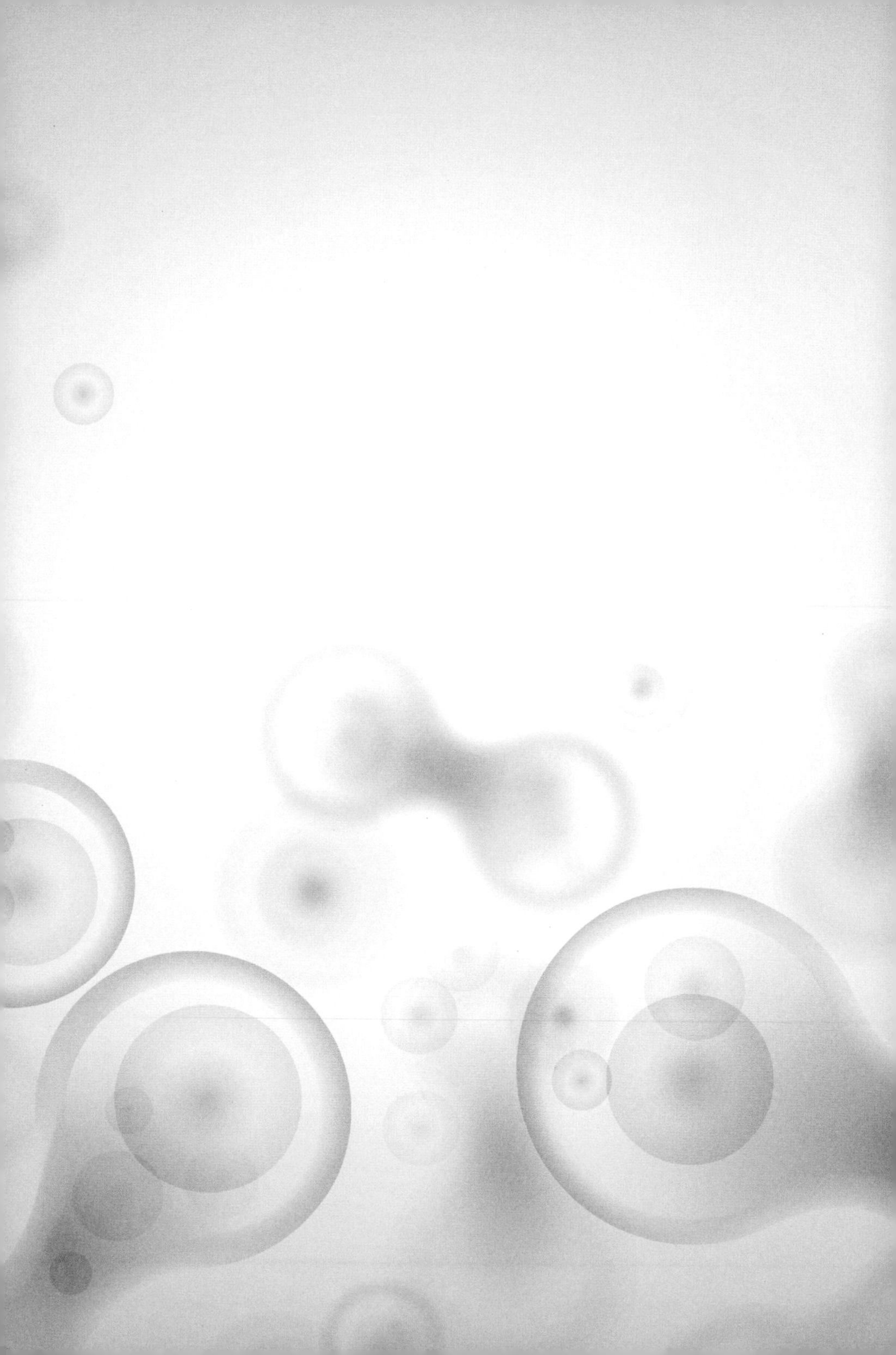

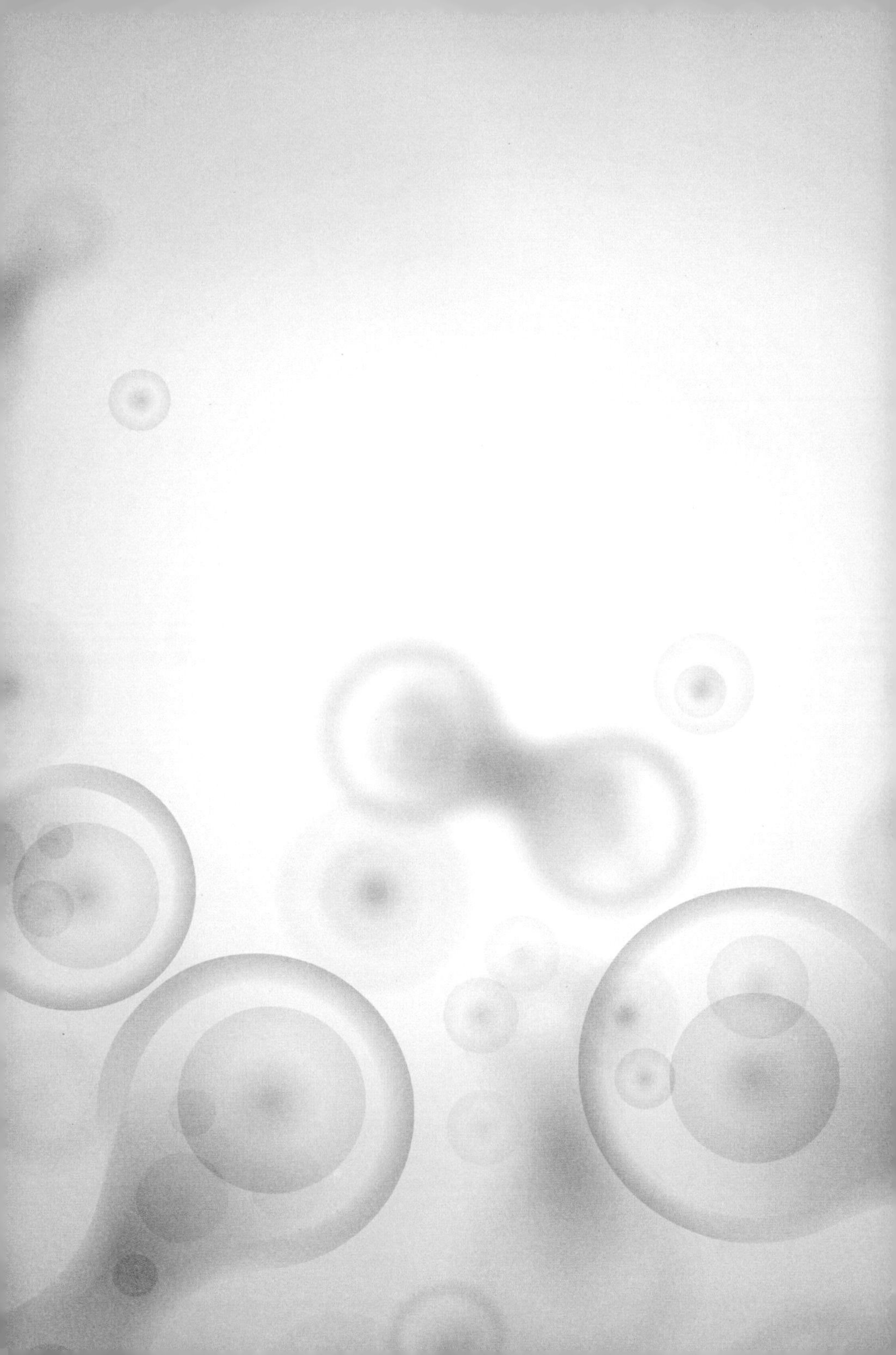